【中医五脏养生经丛书】

万病先养心

张艳
朱爱松 编著

主编 张 艳 卢秉久

中国中医药出版社
·北京·

图书在版编目（CIP）数据

万病先养心 / 张艳，朱爱松编著 . —北京：中国中医药出版社，2017.5（2018.5重印

（中医五脏养生经丛书）

ISBN 978 – 7 – 5132 – 3887 – 8

Ⅰ . ①万… Ⅱ . ①张… ②朱… Ⅲ . ①补心—养生（中医） Ⅳ . ① R256.2

中国版本图书馆 CIP 数据核字（2016）第 309047 号

中国中医药出版社出版

北京市朝阳区北三环东路 28 号易亨大厦 16 层

邮政编码　100013

传真　010 64405750

廊坊市晶艺印务有限公司印刷

各地新华书店经销

开本 710×1000　1/16　印张 13　字数 178 千字

2017 年 5 月第 1 版　2018 年 5 月第 2 次印刷

书号　ISBN 978 – 7 – 5132 – 3887 – 8

定价　39.80 元

网址　www.cptcm.com

如有印装质量问题请与本社出版部调换 (010-64405510)

版权专有　侵权必究

社长热线　010 64405720

购书热线　010 64065415　010 64065413

微信服务号　zgzyycbs

书店网址　csln.net/qksd/

官方微博　http：//e.weibo.com/cptcm

淘宝天猫网址　http：//zgzyycbs.tmall.com

《中医五脏养生经丛书》编委会

主　编　张　艳　　卢秉久

副主编　吕晓东　　于　睿　　郑佳连　　李　佳
　　　　　　徐　程　　薛立平　　王　辉　　朱爱松
　　　　　　吕　静　　宫丽鸿　　刘景峰

编　委　王欣欣　　李　莹　　张　慧　　张　伟
　　　　　　赵晓迪　　赫　婷　　陈柏瑜　　赵志超
　　　　　　马姝荣　　艾研丽　　袁梓勋　　刘晶晶
　　　　　　李蔷楠　　肖　雪　　陈　琳　　王晓婷
　　　　　　李　熠　　杨　入　　杨　硕　　礼　海
　　　　　　白颖籔　　宋亭亭　　王思尹　　王　懿
　　　　　　王学良　　王　军　　田　淼　　阎　俊
　　　　　　赵殿臣　　王　辰　　刘　月　　孙竟然
　　　　　　陈瑞年　　白艳娇　　于洪爽　　张慧珍
　　　　　　武域竹　　陈亚男　　于　澜　　何　涛
　　　　　　崔弘斌　　迟　楠　　张英杰　　崔晓丹
　　　　　　赵乃荣　　张　洋　　庄　园　　孙明鸿

前言

身为一名医生，当自己患者的病情发展到已经无法医治的地步时，那种痛心疾首的感觉别人不会感同身受。每当这个时候，就会想到为何不在疾病未起或者初起的时候就在生活的细节中有所注意，从而抑制疾病的进一步发展！

现在人们往往不在乎身体健康，追逐权力和金钱不惜以身体健康作为代价。年轻人啊！看看那些晚年要在医院里度过的老人，是否要重新审视自己的健康观呢？其实，真正的养生没有那么复杂和烦琐，它可能简单到只是一种崇高的生活态度，这种态度会指引人们更加热爱生活、珍惜生命！

我们作为中医大夫，养生的思想根深蒂固，也会经常接受电台、报社的采访，向大众普及一些养生防病的知识，总想将这些点点滴滴的养生知识汇总并进行归类，想来想去还是觉得按照五脏进行分类能体现中医的特色。所以，就萌生了编写此套丛书的想法。

愿此套丛书可以很好地服务于大众，让更多的人愿意养生、喜欢养生、迷上养生、热爱养生、懂得养生、正确养生，成为一个健康长寿、生活质量高的人！

张　艳　卢秉久

2017 年 1 月

按照中医理论，五脏中心脏属火，在主血脉、藏神方面发挥了重要作用。心脏是人体内的"君主"——皇帝，换句话讲是统领身体内所有其他器官的。中医的"心"除了有推动血液运行的作用外，更重要的是主神志。所以，所有的神志异常的疾病都和"心脏"有关。这里的神志异常又不单单是平常所说的精神类疾病，心理疾病也归心所管。

而西医学中，心脏是人体内最重要的器官之一。心脏的作用是推动血液流动，向器官、组织提供充足的血流量，以供应氧和各种营养物质，并带走代谢的终产物（如二氧化碳等），使细胞维持正常的代谢和功能。正因为如此，患有心脏病十分危险。随着生活水平的提高，心脏病的发病率逐年上升，成为危害人民身体健康的常见病、多发病。而这背后隐藏的是各种各样生活习惯、饮食习惯、心理习惯的不健康。

本书将从各个方面和您一起探讨如何来养护您的心脏，让您拥有健康的心灵！

编　者

2017 年 1 月

第五章　养心五联法 / 83

第八章　保护心脑，心脑同治 / 169

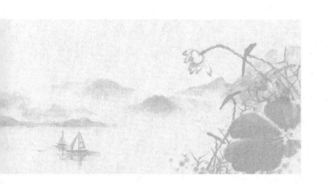

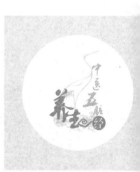

第一章

养命先养心，中医和您谈心

一、西医眼中的心

1. 心——人体泵血发动机

我们知道，心脏的作用是推动血液流动，向器官、组织提供充足的血液，以供应氧和各种营养物质，并带走代谢的毒物，使细胞维持正常的代谢和功能。体内分泌的各种激素，也要通过血液循环将它们运送到靶细胞，实现机体的体液调节，维持机体内环境的相对恒定。生活中老百姓所说的血毒，像一些皮肤病脱屑瘙痒，一方面和"脏毒"有关，内脏功能不好毒素排不出去，一方面还和血液循环不好有关系。此外，血液护卫机能以及体温调节的实现，也都要依赖血液在血管内不断循环流动完成。这就好比是一个循环水空调，全身体表各处血管是管道，心脏是总发动机，推动血液在管道中流动。热的时候毛细血管"打开阀门"可以带走热量，散发到周围空气中，冷的时候立毛肌收缩，关闭汗孔，从而减少热量的流失。

成年人的心脏重约 300 克，约自己拳头大小，但它的作用是巨大的。一个人在安静状态下，心脏每分钟约跳 70 次，每次泵血 70 毫升，则每分钟约泵 5 升血，如此推算一个人的心脏一生泵血所做的功，大约相当于将 3 万公斤重的物体向上举到喜马拉雅山顶峰所做的功。这样一个泵一旦出问题，全身都会有反应。动力不足，血液抽不上来也挤不出去，血液就容易淤积在全身各处，临床上心衰的病人就会出现供血不足的表现，如头晕乏力，以及循环淤血的表现，如喘息不得平卧、下肢水肿、颈静脉怒张等。如果泵的节律出问题，应该扩张的时候不扩张，应该收缩的时候不收缩，也会出现全身的血液供应障碍，甚至危及生命。由此可见，泵的作用不可小觑。

2. 藏于肺间形似桃，两房两室共四间——心脏的位置、结构及功能

心居于胸腔之内，位置在胸腔中部偏左，处于两肺之间，隔膜之上，形如倒垂未开之莲蕊，外有心包护卫。我们老百姓常说的"心口""心口窝""左胸"等，这就是心的大概位置。当然，有时因为胚胎发育的原因，出现心脏反位的罕见现象，心脏不在左边而长到了右边。这种情况往往被文学作品拿来大做文章，起到让人意想不到的戏剧效果。然而不论在左还是在右，心脏的功能都是一样的。

人的心脏内部有四个空腔，就是我们常说的左右心房和心室。其中心房接纳来自静脉的回心血，心室则把离心血打入动脉。心脏的外表可以用"一尖，一底，两面，三缘，表面四条沟"来描述。一尖就是心尖，一底是心底，两面是前面的胸肋面和下面的膈面。三缘指下缘、左缘和右缘。表面四条沟实际是四个心腔的分界线，包括冠状沟，前、后室间沟，后房间沟。

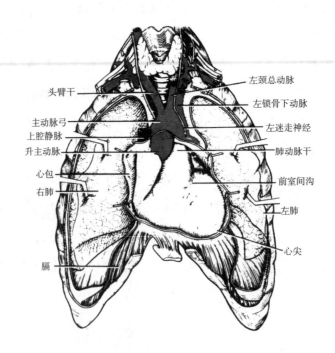

前面我们说过心脏是人体泵血发动机，而心脏自身则是由冠脉循环的血液来营养的。左右冠状动脉从主动脉的根部发出，分布走行于心脏的表面。冠状动脉的血流量很大，占心排血量的5%，这就保证了心脏有足够的营养。

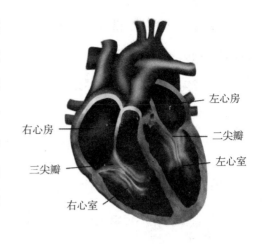

左心房

右心房

二尖瓣

三尖瓣

左心室

右心室

二、中医眼中的心

1. 同样一颗"心"，含义大不同

我们平时所说的心脏病是指西医所说的心而言的。在西医学中，心是一种形态器官，有迹可循，从解剖学上讲，心位于胸部左下方，在乳头附近，约为人的拳头般大小。而在中医看来，心不是一个独立的形态器官，在解剖形态上也寻不出一个具体的位置，它是一种功能器官，只有功能没有形态。正所谓心主血脉、藏神，为"五脏六腑之大主"，主宰人体生命活动、协调五脏六腑生理功能。

总之，同样一颗心，在中西医眼中含义却大不相同。西医学中的心有形有用，而中医学中的心无形有用；西医学中的心可见，而中医学中的心不可见，却又贯穿于生命活动始终。可以做一个这样一个比喻，中医眼中的心为皇宫中的皇帝，西医眼中的心为在外征战的大将军。皇帝虽不在战场上，可他的灵魂却无处不在，他的一个命令能够决定战场的进与退，战与和，即中医学中的心一旦功能失调，整个身体就会出现功能失常，因为中医讲心主血脉、藏神。而将军在战场上的一个决定也能影响整个战局的胜与败，且

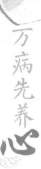

将军同其他战士一样是征战的主体部分，是实实在在开辟领域的功臣，相对而言，西医的大脑才是灵魂所在之处，主神，更像一国之君，而且也有迹可循，是身体不可缺少的一部分。可见，中医学的心包括了西医的心与大脑的功能。

2. 君主之官，五脏之大主

中医认为，心位居上焦，心主血脉，开窍于舌，在体合脉，其华在面，与小肠相表里。心藏神，为五脏六腑之大主，又主血而外合周身之脉。心脏阴阳调和，气血充足，则心神健旺，气血环流周身，洒陈于五脏六腑，灌溉于四肢九窍，使人体各脏腑组织生生不息，以维持人体正常的生命活动。心包络为心之外卫，具有保护心脏、防御外邪的作用。

心脏通于夏，属火，所以每到夏季你可以感觉到心情舒畅，万物一片生机，心里有着美好、欣欣向荣的感觉；每日的 11 点至 1 点之间（午时）正值心经当令，每到此时人们常会心情焦虑，或有倦怠感，这时午睡是十分必要的，"子午觉可以养心"是有道理的。人体是与自然相统一的，中医习惯从整体上调节人体生理机能，与自然相联系，把人体看作一个整体。

心在脏腑中是一个最重要的脏器，有"君主之官"皇冠之称。"君主之官"即我们身体的皇帝，一切都是"心"说了算，它主宰着身体的各个脏器和组织，而各脏器和组织好比是心的重臣，心监管着它们的一举一动。如果某一位重臣出现异常等不轨举动，也会对这位皇帝产生影响，甚至是改朝换代一发而不可收！心好似汽车的发动机，是整部车的核心。肺、肾等好似汽车的制冷、过滤等系统，必须与发动机配合才能使车有强劲的动力，若某一部分出了问题没有及时发现，后果可能就是致命的。我们来举个例子。

心脏是发动机，血管是输送动力的管道，血液是通过燃料转换而来的源源不断供给身体的能量。血液是我们生命的源泉，为生命活动提供营养物质，发挥营养和滋养作用。一个人身体内倘若没有了血液，就算是一分钟都不能生存下去。心脏与血管可以说是我们身体最重要的器官，因为它们负责把血液送到身体的各个角落。如果说心脏是把血液打出去的泵，那么血管便是输送血液的管道，它们互相配合才能使血液循环、流通，我们才有健康的身体。倘若泵发生了异常，比如转动过于快速，那么泵出来的血液就会增加。如此一来，管道将受到来自于大量血液的压力而无法承受，轻则损伤，重则破裂。反过来说，如果管道变得狭窄，也会影响到泵，因为血液通过的管道变得细小或狭窄的话，血液循环就会受到阻碍，这时泵为了使血液能顺利通过管道，便必须增加压缩的力量来冲破阻力，这样一来就会使心脏负担过重。如果泵的功能不足，血液就减少，各脏器的营养和滋润就不好，脏器的功能就发挥不出来。

3. 面子问题关乎心——心"其华在面"

中医称头为"诸阳之会"，头部是所有阳气聚集的地方，而阳性主热、主动、主充盈。你看看人全身上下哪一块儿暴露在外面时间最长？当然是头了。所以头部最耐冻，也最容易"发烧"，最能反映气血充盈状况。另外，面部的皮肤又比较薄嫩、血络丰富，所以最容易被自己和别人观察到人体气血状况，反映心血的情况。像是平时打招呼，会说"你看上去气色不错啊"，怎么看出来的？当然是从脸上。

在正常情况下，心气旺盛、血脉充盈，则面色多红润光泽，气色好。如果心血不足，那么面色会显得淡白无华，没血色。如果心脉被瘀血所阻，则面色多灰黯青紫、枯晦而无光泽，重的可出现青紫。此时多伴有胸前闷痛，症状轻的少顷即止，重的可剧痛，甚至可导致死亡——前者多见于冠心病心绞痛，而后者多见于急性心肌梗死，都是很危险的症候，尤其是后者，如有出现，应立即送至医院抢救。心脏不好的人，如果脸色灰白而发紫、表情淡漠，这是心脏病晚期的病危面容。如果脸色呈暗红色，这是风湿性心脏病、二尖瓣狭窄的特征。如果呈苍白色，则有可能是二尖瓣关闭不全的征象。

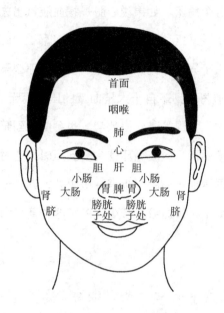

首面
咽喉
肺
心
胆 肝 胆
小肠　　　　小肠
肾　大肠　胃脾胃　大肠　肾
脐　　　膀胱 膀胱　　　脐
　　　　子处 子处

4. 看舌识病——心"在窍为舌"

中医常"看舌识病"，就是观察舌头的变化情况，来了解身体脏腑病变、寒热虚实的问题。而"舌为心之苗"，所以舌反映心主血脉的功能，也是很自然的了。

"心气通于舌，心和，则舌能知五味矣"。心经的经筋和别络，均上系于舌。心的气血通过经脉的流注而上通于舌，以保持舌体的正常色泽形态和发挥其正常的生理功能。而且舌上血管最为丰富而浅表，所以，察舌可以测知心脏的生理功能和病理变化。当心气盛、心血足时，则舌质红润光泽、活动灵活，味觉灵敏，语言流利；如果心火旺盛，则表现为舌头红，尤其是舌尖会变得深红甚至起刺，且破碎疼痛——就是通常人们说的"上火了"；如果心血不足，那么舌色会显得淡白无华，没血色；如果心血瘀滞时，则舌质多紫暗或有瘀点，可出现青紫（即舌上可见紫色瘀斑）；如心主神志的功能异常，则可出现舌强（即舌体僵硬）、舌卷、语謇或失语等。

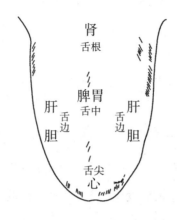

5. 大汗伤心——心"在液为汗"

时下"请人吃饭不如请人出汗"成了流行，意思就是说，请朋友大吃大喝，不如请朋友打场球或蒸个桑拿，出一身大汗，排毒养颜保健！殊不知，"汗为心之液"，大汗伤身心。

"汗为心之液"是什么意思？为什么出大汗会伤身心呢？

中医认为，汗液是人体内的津液在阳气的蒸腾气化作用下，从汗孔排出体外的液体。由于汗为津液所化生，而血与津液的生成都来源于人体摄入的营养物质，即所谓"津血同源"。《医宗金鉴》将其归纳为："心之所藏，在内者为血，发于外者为汗，汗者心之液也。""汗为心之液"，高度概括了"汗"对人体的重要程度。如心气虚损，则可见自汗；心的阳气暴脱，即可见大汗淋漓等；心阴亏虚，阴不内守，则见睡中盗汗、醒后即止。反之，出汗过多或发汗过多，则易损伤津液、耗散心气，而见心悸、气短、神疲、乏力等症，甚至出现肢冷亡阳。

"勿逆天时，是谓至治"。运动锻炼一定要适量适度，不宜选择运动量很大、出汗较多的项目，应选择一些相对平缓的项目，如慢跑、散步、打太

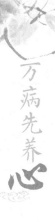

极拳等，运动到微汗即可收到锻炼效果，又不损耗阳气。蒸桑拿也不要太频繁，以免汗液流失过多，有伤身心。日常生活中经常遇到的自汗、盗汗，从养心论治，常获良效。

6. 心的经络——连接生命的网络，运行气血的通路

中医学的经络，现代科学并未明确指出其所在，而现今大多数专家认为，它是一个与神经、淋巴等多系统有关的复杂结构。经络好似电话线，是相互联系、相互影响的。我们没有察觉的人体内部的异常和疾病，可以通过经络这种特殊的渠道，表现在我们的体表上，我们称其为先兆。像心肌梗死可以有牙痛、小手指痛、胸闷等症状。通过了解手少阴心经在我们身体的分布走行不难发现，牙、小手指、胸口它都悉数经过！所以说经络是我们认识疾病的一扇大门，是治疗疾病的一种方法。下面介绍与心有关的三条经络。

◉ 手少阴心经

心经，起于心中，走出后属心系，向下穿过膈肌，络小肠。

分支：从心系分出，夹食道上行，连于目系。

直行者：从心系出来，退回上行经过肺，向下浅出腋下（极泉穴），沿上肢内侧后缘，过肘中，经掌后锐骨端，进入掌中，沿小指桡侧，出小指桡侧端（少冲穴），交于手太阳小肠经。

以上的话，对于没有一定中医基础的人确实不太好理解，但大家可以把经脉想象成一条条身体中的高速公路，为我们的身体运送着各种物质和生理信息。心经的走行用白话来理解：手少阴心经是从心出发，绕过心后面与心相连的组织，并向腋窝行进，并从腋窝到小手指连线方向，走有肘窝的那一面，向小手指前进。分支也是从心出来沿食道向上，绕过嘴，向上走到眼球后面。

本经腧穴主治心、胸、神志病以及经脉循行部位的其他病证，如心痛、

心悸、癫狂、肩臂疼痛、胁肋疼痛等。

　　记得那是许多年以前的事了。我晚上出急诊，一个 70 多岁的患者来看病，说是牙痛，我问他最近吃饭怎么样，他说不太好！我凭着经验一听就知道没这样简单！叫他去做个心电图，老人比较倔，就认为是牙痛，为什么叫我去做心电图？我解释了老半天，最后说：如果您老没有事，钱我出！老人才肯去，结果就是心梗！多悬啊！所以这里要告诉 50 岁以上的中老年人，如果您出现上腹部疼痛，或牙痛、咽喉痛、关节痛等症状，平时心脏无论好与不好都要做心电图。有时医生是好意，可一些患者以为一个牙痛、胃痛没什么，甚至怀疑医生是要多开检查。大家仔细想想，如果不是心梗，一个门诊心电图 20 元左右，如果是心梗，可能是全部生命！全部家产！全部健康！

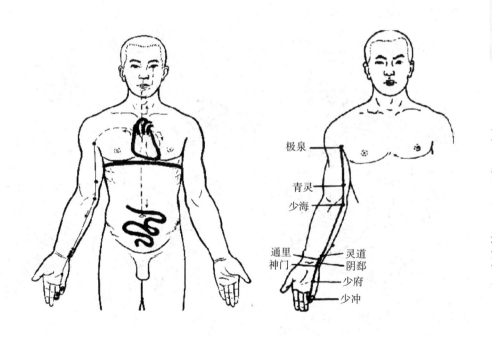

◉手太阳小肠经

　　心与小肠相表里，小肠经起于小指外侧端（少泽穴），沿手背、上肢外侧后缘，过肘部，到肩关节后面，绕肩胛部，交肩上（大椎穴），前行入缺

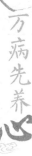

盆，深入体腔，络心，沿食道，穿过膈肌，到达胃部，下行，属小肠。

其中一支分支从缺盆出来，沿颈部上行到面颊，至目外眦后，退行进入耳中（听宫穴）。另一支分支从面颊部分出，向上行于眼下，至目内眦（晴明穴），交于足太阳膀胱经。

缺盆：在身体的锁骨上窝中央。

膈肌：膈，为向上膨隆呈穹隆形的扁薄阔肌，位于胸腹腔之间，成为胸腔的底和腹腔的顶，说白了就是一块分开胸腔和腹腔的隔板。还可以起到风箱或老百姓说的风匣子的作用——帮助我们呼吸！

目外眦就是外眼角，目内眦那就是内眼角了。

本经腧穴主治头、项、耳、目、咽喉病、热病、神经病以及经脉循行部位的其他病证，如少腹痛、腰脊痛引睾丸、耳聋、目黄、颊肿、咽喉肿痛、肩臂外侧后缘痛等。

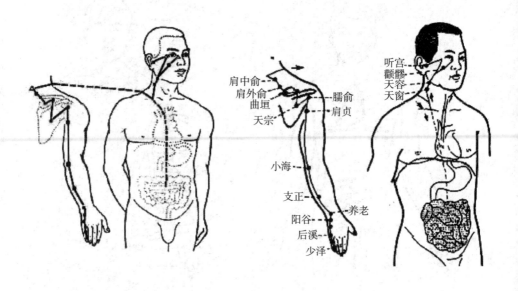

手厥阴心包经

心包是心的外围，心包经，起于胸中，出属心包络，向下穿过膈肌，依次络于上、中、下三焦。

其中一支分支从胸中分出，沿胸浅出胁部当腋下三寸处（天池穴），向上至腋窝下，沿上肢内侧中线入肘，过腕部，入掌中（劳宫穴），沿中指桡侧，出中指桡侧端（中冲穴）。另一支分支从掌中分出，沿无名指出其尺侧端（关冲穴）。交于手少阳三焦经。

再说明一下桡侧和尺侧，小手指的一侧是尺侧，大拇指那一侧是桡侧。本经腧穴主治心、胸、胃、神志病以及经脉循行部位的其他病证，如心痛、胸闷、心悸、心烦、癫狂、腋肿、肘臂挛急等证。

手厥阴心包经和手少阳三焦经，手少阴心经和手太阳小肠经是两对表里经。每一对都像一对龙凤胎，两条经脉都有千丝万缕的联系，相互影响、相互作用、相互制约。

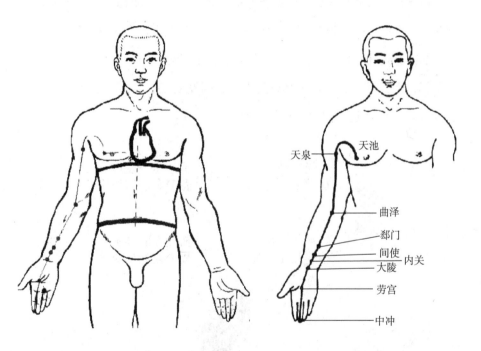

天泉　天池
曲泽
郄门
间使　内关
大陵
劳宫
中冲

平时我们可以敲敲心经、心包经养养心，让"心"更健康。根据经络的走行来敲打，用力适中，感觉好为原则。睡眠不好、心里难受、心烦、胸闷气短、心前区不适等都可以敲敲心经、心包经。

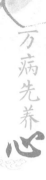

7. 心主血脉——水到万物生，血畅百病消

心主血脉包括主脉和主血两个方面。脉，即血脉，又称经脉，为血之府，即血液的居所。脉是血液运行的通道，全身的血液，都在脉中运行，依赖心脏的搏动而输送到全身，川流不息，循环无端，发挥其濡养作用。脉道的通利与否，直接影响到血液的正常运行。

心脏的正常搏动，中医理论认为是依赖心气。心气充沛，才能维持心力、心率和心律，血液才能在脉中正常运行，而见面色红润，脉象和缓有力。血液的正常运行，也有赖血液本身的充盈；如血液衰少，脉络空虚，同样会直接影响心脏的正常搏动。所以血液的正常运行，必须以心气充沛、血液充盈、脉道通利为前提。如心气不足、血液亏虚、脉道不利，势必形成血流不畅，而见面色苍白，脉细弱无力，甚则发生气滞血瘀，而见面色灰暗，唇舌青紫，心前区憋闷、刺痛等。

心主血脉	心气推动血液 在脉中运行	→	流注全身发挥 营养和滋润作用
	心和脉直接 相连互相沟通	→	血液在心和脉中 周而复始地流动

我们平时可以通过运动、敲打经脉、按压经脉循行部位穴位来通血脉，调理身体，也可以服用活血化瘀药物，像三七、丹参等以通血脉，从而少得病或不得病。中医的刮痧、温灸等方法都有通血脉、畅气血的作用，可以达到治病防病的目的。

8. 脉与生脉治病——脉充则荣，脉枯则死

心脏有规律地跳动，与心脏相通的脉管亦随之产生有规律的搏动，称之为"脉搏"。在人体的某些部位，可以直接触及脉搏的跳动，例如在颈侧部（人迎脉）、腕部（寸口脉）、足背部（趺阳脉）均可触及脉跳。中医通过触摸这些部位脉搏的跳动，来了解全身气血的盛衰，作为临床诊断疾病的依据，称之为"诊脉"。心脏的搏动，还可以在左乳下触及，中医将此部位称之为"虚里"。触摸虚里跳动，有助于对心脏疾病的诊断。虚里，男性在左乳头下或左或右 0.5cm，女性在左乳下或左或右 0.5cm 处寻找。

临床上，虚里动甚（其跳得快可以感觉得到）常出现于高热、喘咳、心悸、肢体水肿等病，为危、急、重证的表现，诊察虚里可以判断人的生死。具体分析，虚里动甚，如症见高热、喘咳、心悸、呼吸急促、鼻翼扇动，为邪热壅肺，心气被耗，心力亢奋，说明人的正气强盛，自身抵抗力很强。如高热、腹胀、便秘、谵妄，前胸呼吸起伏很大，又虚里动甚的，中医认为是阳明火炽、邪扰心舍致心气外逸，说明人身体比较虚弱了。正常人是感觉不到自己心跳的，也看不到虚里脉动甚的。

如血虚或心神过劳，天天吃不好睡不香，天天总是琢磨事，导致心悸、惊惕不安，心前区虚里动甚，则为血虚心失所养，心气不敛，治疗当重在补血养心了。如虚里动甚见面色㿠白、身体冰冷、口唇手指青紫、冷汗淋漓、气短息促、脉疾数而散乱，或伴心痛，则为心阳暴脱、心气欲绝之险证，人这时就很危险了！

我突然想起一个方剂——生脉散（饮），现在很多人用它作为升压药，治疗或辅助治疗像上面提到的心阳暴脱、心气欲绝之险证。我见过一位身体从小就不好的大爷，70 年了，每次流感，从没落下他。一到冬天每天咳嗽，心脏也不好，冠心病、心绞痛，半夜憋醒还一身汗，经朋友推荐来看中医。中医有"内科不治咳，外科不治癣"之说，马三立不就有个相声叫《偏方》，

说有个人咳嗽好多年了，江湖郎中给一个偏方就是叫人家回去等死！再说这位老爷子，三剂生脉散下去，不咳了，心绞痛也不发作了。老爷子高兴极了！我告诉老爷子，药可以不吃了，但降压药要吃、饭要吃好，再打打太极拳。三个月下来老爷子像变了一个人似的，自己都说现在是返老还童了。回过头来看看生脉散，就三味药：人参、麦门冬、五味子。人参是甘温的，在方中可以泻心火益元气；麦门冬苦寒，可以滋润肺金、滋肾水之源；五味子酸温泻心火、补肺金。简单地说这个方好比把我们的血管看成一个水管，人参是水管中的压力，麦门冬是水管的放水闸门，五味子是水管的闭水闸门。如果气虚时这方起到的作用是把水管闭紧些，气太过了放水闸门就打开些，起到双向调节的作用。

身体虚弱的人可以常服用生脉散，可把上述三味药泡水当茶服用。对防病治病有一定作用，还可以预防感冒，大家不妨试试。

9. 心主神志——神清气爽，以养心

心藏神，又称心主神明，或心主神志，是指心具有主宰脏腑组织和主管精神意识思维活动的功能。神是生命力的体现，其具体表现为人的精神、意识和思维活动。

神有广义和狭义之分。广义的神是指整个人体生命活动的外在表现，如人的形象、表情、眼神、语言、动作等，它们反映人体生命活动的情况，是对人体生命活动的高度概括。《黄帝内经》所说的"得神者昌，失神者亡"就是指的这种广义的神。狭义的神，是指人的精神、意识和思维活动。

心主神志，即指狭义的神。如果心主神明的生理功能正常，则意识清楚，思维敏捷，情志正常，精神饱满。反之，如心藏神之功能异常，则可出现精神思维活动障碍，如失眠、多梦、健忘、精神不振，甚则癫狂和意识模糊，不省人事等。心神志疾病发作初期，不影响正常生活，多隐藏于内心深

处，平时外人不易察觉，只是会在空余之时感叹，或开心，或郁闷；严重时，茶饭不思，食寝不安。人的精神精力充沛，心情舒畅，也有利于心脏功能的发挥，起到养心的作用。

10. 任物者谓之心——思虑伤心，万病之源

现代生理学认为，人的精神思维活动，是大脑的功能，即大脑对客观外界事物的反映。但中医学认为"心主神志"。《黄帝内经》中说："任物者谓之心。"也就是说，负责反映客观事物这种功能活动的是心脏。这一认识，几千年来被人们广泛接受，所以才有心情、心意、心思、心愿等词语。平常生活中经常遇到，两个人有矛盾或两个人有事情需要谈谈，就说我们谈谈"心"吧，不可能说谈谈"脑"吧。而心所营运的血液，又是神志活动的物质基础。《黄帝内经》中说："心藏脉，脉舍神。"脉，就是血脉。可见心主神志的功能，与它营运血液的作用是分不开的，心所主管的血脉充盈，则神志清晰，思考敏捷，精神旺盛。心主神志的功能与心主阳气、心主血脉的功能密不可分。心脏具有充分的阳气，才能营运血脉；有足够的血脉，才能蕴蓄阳气，安神定志；只有具备宁静的神志，才能较好地支配阳气和血脉的正常生理功能。

心是想事情的。在百年前人们多是这样认为的，因为近代医学的发展，现在人们认为大脑是想事情的。随着科学的不断发展，人们发现，心也有决定思想的能力。因为科学技术的全面发展，人类可以做心脏移植手术，在美国有人对心脏移植成功的人做了病后随访意外发现，每一位心脏移植成功者都性情大变，都变成与心脏捐献者一般不二的性格了。在法国发现一位大脑实质如纸一样薄的人，大脑都是被脑脊液填充，如同我们常说的"这人没大脑"。可这个人智商基本正常，已经娶妻生子，并且是当地政府的公务员。这是一个奇迹，也提示我们，对心的功能我们要重新认识。

美国卫生组织调查显示，有50%的冠心病是情绪引起的。我们常说"气大伤身"，其实伤的是心！重者心脏病发作，轻者闹心、郁闷，日积月累，最后大多数患者都有心脏不同程度的受累，所以，心病是万病之源。我们经常看到周围有生气"气死的"，有高兴"笑死的"，都是心出了问题。

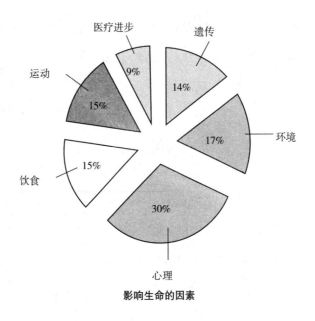

影响生命的因素

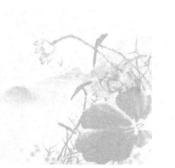

第二章

五脏和谐，延年益寿

一、心与肺

——由杀菌空调所想到的

心与肺的关系，就是气和血的关系。主要是心主血和肺主气，心主行血和肺主呼吸之间的关系。"诸血者，皆属于心""诸气者，皆属于肺"，心主血和肺主气的关系，实际上是气和血相互依存、相互为用的关系。

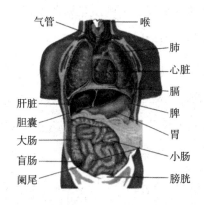

气管 喉
肺
心脏
膈
肝脏 脾
胆囊 胃
大肠 小肠
盲肠 膀胱
阑尾

肺主宣发肃降和朝百脉，能促进心行血的作用，因此是血液正常运行的必要条件，符合"气为血之帅"的一般规律。反之，只有正常的血液循环，方能维持肺呼吸功能的正常进行，故又有"血为气之母"之说。但是，连接心和肺两者之间的中心环节，主要是积于胸中的"宗气"。由于宗气具有贯心脉和司呼吸的生理功能，从而强化了血液循环与呼吸之间的协调平衡。无论是肺气虚或肺失宣肃，均可影响心的行血功能，而导致血液的运行失常、涩迟，而出现胸闷、心率改变，甚则唇青、舌紫等血瘀之病理表现。反之，若心气不足、心阳不振、瘀阻心脉等导致血行异常时，也会影响肺的宣发和肃降，从而出现咳嗽、气促等肺气上逆的病理现象。这即是心肺之间在病理上的相互影响。

心与肺联合起来组成了一个有杀菌净化功能的空调。心脏推动血液流经身体各部分，将组织细胞产生的二氧化碳等废物带走，血液流经肺部时，发生气体交换，血液中的二氧化碳进入肺泡，肺泡中的氧气进入血液，血液由含氧较少的静脉血变成了含氧丰富的动脉血。如果这个净化器出了问题，许多疾病乘虚而入，小到一个感冒，大的可就不敢想了！

上面我们谈过生脉散，现在来说说泻白散。泻白就是泻肺，五行中白为肺。这方有四味药，地骨皮、桑白皮、甘草和粳米。桑白皮质清而味辛，清以润燥，辛以泻肺；地骨皮质清而性寒，清以去实，寒以胜热；粳米、甘草可养阴和中、护肺胃之气，使肺清气肃而喘嗽可平。地骨皮、桑白皮好像是空调净化器的洗涤剂，清泻肺中的灰尘和异物，甘草可以起到润滑的作用，不叫其在清洗空调净化器的过程中损伤到空调。我曾遇到一位患者，总是咳嗽、气喘，心中憋闷，胸中像有块大石头压着，并有肢体浮肿。在切脉后见脉细数，舌红苔黄，这是与他的病很不相符的舌脉表现。中医看病不是光看其表面，而是要以内见外，排除假象。这位患者是虚实夹杂，用泻白散泻肺实而又补其虚，标本兼治，攻守平衡。7天下来只花10多元钱药钱，困扰患者的病痛好了大半。不是我有什么过人之处，而是中医的博大精深，把人看成是个小宇宙，从整体上观察和治疗疾病。不是"头痛医头，脚痛医脚"，而是全面调整，整体治疗，达到治疗疾病的目的。

二、心与脾

——你的发动机加油了吗

心主血，脾统血，脾又为气血生化之源，故心与脾的关系至为密切。脾的运化功能正常，则化生血液的功能旺盛。血液充盈，则心有所主。脾气健旺，脾的统血功能正常，则血行脉中，而不逸出于脉外。因此，心与脾的关系主要表现在血液的生成和运行方面。在病理上，心脾两脏亦常互为影响，如思虑过度，不仅暗耗心血，且可影响脾的运化功能；若脾气虚弱，运化失职，则气血生化无源，则可导致血虚而心无所主；若脾不统血而致血液妄行，也会造成心血不足。以上种种，均可形成以心悸、失眠、多梦、腹胀、食少、体倦、面色无华等为主要见症的"心脾两虚"之病理变化。

在日常生活中经常有这样的体会：如果有一件很不顺心的事叫自己很烦心又不知所措，比如像自己的包丢了，里面有钱、有证件、又有很重要的资料等东西，我们常常会因此吃不下饭，吃下的东西没滋没味，这样短时间还可以，长时间这样五脏六腑可就受不了了。这就像一家企业因为开工不足，企业利润少了，工人的工资也就少了。长此以往，工人便没了干劲，谁都没心情干活了，最后企业只能破产关门。人体这个大工厂要破产了，那生命就到了尽头。

各国学者研究都发现，在普通人群中功能性胃肠病的发生率达23.5% ~ 74%。所谓功能性胃肠病，是指具有腹胀、腹痛、腹泻及便秘等消化系统症状，但缺乏器质性疾病（如胃炎、肠炎等）或能解释病症证据的一组疾病。患者常规药物治疗无效，频繁就诊。在胃肠门诊的功能性胃肠病患者中，42% ~ 61% 存在心理障碍，常表现为焦虑障碍、抑郁障碍和躯体形式障碍等，严重影响患者的生活质量。对于这类胃肠病患者的治疗，病情较轻者，应立足于调整患者心态，改变生活方式，必要时加用调节胃肠道动力和感觉的药物，而心理方面以认知疗法为主。对重度患者，一方面需积极调整胃肠运动和感觉功能，同时需选择心理认知、行为治疗以及放松、催眠、生物反馈治疗等，必要时加用抗焦虑或抗抑郁药物。

心行血，以养脾。若思虑过度，耗伤心血，血虚无以滋养于脾，影响脾之健运，又会导致脾虚气弱，健运失司，从而导致既有心血不足之症，又有脾气虚衰之状。可以出现食少、腹胀，心血不足而心悸，心神失养而失眠、多梦，以及全身气血双虚而眩晕、面色不华、体倦等症状。所以很多心血管病人脾胃功能多是不好的，而当心脾功能失常时，则又会出现血行方面的病理改变，这是我们应该在生活中特别注意的问题。"得谷则昌，失谷则亡。"有许多心脏病人表现脾胃的症状，有胃痛、腹痛的人也要注意心脏的变化了。

三、心与肝

——不要让你的部下茫然

心行血，肝藏血。人体的血液，化生于脾，贮藏于肝，通过心的作用运行全身。心之行血功能正常，则血运正常，肝有所藏。若肝不藏血，则心无所主，血液的运行必致失常。正是由于心和肝在血行方面密切相关，故在临床上"心肝血虚"亦常常同时出现。

中医认为，神魂意识责心肝。

心主神志，肝主疏泄。人的精神、意识和思维活动，虽由心所主，但与肝的疏泄功能亦密切相关。"肝藏魂"主气机。由于情志所伤，肝郁日久，多化火伤阴，因而导致心肝阴虚、心肝火旺，常相互影响或同时并见，且伴有神志精神的改变。

打个比喻，心就像领导，肝脏就像社区干部。社区干部把"心"这个"领导"的精神传达给身体这个"群众"。如果领导有病了，不能工作、无法安排下属的工作或做出了错误的决定，会使社区干部茫然，无法向群众传达领导的正确思想和意图，无法带领群众更好地工作，造成群众的不满和心情的抑郁。如果社区干部不能履行其职责，就不能向领导反馈正确的信息，领导也不能做出正确的判断，而产生不良的影响。

我有一位老患者，因治好了他的病，所以很信任我。他的孙女有痛经，找我帮她调调。女孩是那种完美主义者，平时做什么事都比较认真，因为这个也没少与他人发生争执。另外，女孩平素喜欢吃肉，但消化又不是很好。女孩是那种挺漂亮的姑娘，脸上长了不少小痘痘，嘴周围尤甚，可见她心火不小。在略加思索后我下了一剂痛泻要方，四味药：炒白术、白芍、陈皮、防风。半个月后，女孩月经来潮，痛经症状消失了，脸上的痘痘也明显减少了。有人就要说了，痛泻要方不是治腹痛、大便泄泻的吗？没错，但别忘了这方的功用是泻肝实脾！爱生气，泻其肝，脾胃不好实其脾，肝气不亢，心火自灭，她能不好吗？

中医还认为肝主藏魂，心主神志，睡眠不好或做恶梦、半夜喊叫等与心肝有关。平时在治疗有睡眠问题的患者时，我常常加养肝血补心血的药物，疗效亦十分显著。我们能说心、肝、脾之间的关系不密切吗？

四、心与肾

——水开了！记得要拿下来

心在五行属火，位居于上而属阳；肾在五行属水，位居于下而属阴。从阴阳、水火的升降理论来说，位于下者，以上升为顺；位于上者，以下降为和。《素问·六微旨大论》说的"升已而降，降者为天；降已而升，升者为地；天气下降，气流于地；地气上升，气腾于天"，即是从宇宙的范围来说明阴阳、水火的升降。所以，中医理论认为，心火必须下降于肾，肾水必须上济于心，这样，心肾之间的生理功能才能协调，而称为"心肾相交"，也即"水火既济"。反之，若心火不能下降于肾而上亢，肾水不能上济于心而下泄，那么，心肾之间的生理功能就会失去协调，而出现一系列的病理表现，即称为"心肾不交"，也就是"火水未济"。例如：在临床上出现的以失眠为主症的心悸、怔忡、心烦、腰膝酸软，或见男子梦遗、女子梦交等症，多属"心肾不交"。

此外，由于心肾的阴阳之间存在密切的关系，在心或肾发生病变时，亦能相互影响。例如：肾的阳虚水泛，能上凌于心，而见水肿、惊悸等"水气凌心"之证候；心的阴虚，亦能下及肾阴，而致阴虚火旺之证。

根据五行理论，心为火、肾为水，我们的身体就像水壶，肾阴就像水壶中的水，心火就像烧水的火。心这团火大了就会把水烧干，也容易把壶烧坏了；火小了，水又烧不开，壶也会被小火熏黑、氧化。水要多了，既容易溢出，又不容易烧开；水少了就容易被烧干。这就是我们中医常说的一种病态："肾水无以上济于心火，心火无以下滋肾水。"

西医研究也发现心血管疾病与肾脏功能好坏有很大的关系。如高血压会使肾动脉硬化，人的动脉好像塑料胶管，在长时间高压下使用对其就是一种破坏！时间一长就硬化了，没有弹性了，变硬了。另外，在高压下血管因为没有弹性，血管没有缓冲的余地，其阻力就变大了。心脏要是想和以前一样把血液输送到肾脏就要用更大的压力，血管在高压下会越来越硬，心脏要用的压力也越来越大。这就形成了一种恶性循环！

五、心与脑

——我们是战友

从组织联系上看，手少阴心经"其支者，从心系上夹咽，系目系"，手少阴心之别络"名曰通里，去腕一寸半，别而上行，循经入心中，系舌本，属目系"。目系是指我们眼球后的组织，眼球后不就是我们的大脑吗？故脑与心之间是有直接的经脉联系的。所以古人说"从心至囟，丝丝相贯"，囟的本义是指连合胎儿或新生儿颅顶盖各骨间的膜质部，可以理解为我们的脑顶，并且还有"思则心气上通于囟"的说法。

在生理上，脑为髓海主元神，心主血脉而藏神。而髓、血可以互相转化，脑中元神主宰心神，故二者存在着密切的生理关系。脑髓需心血的不断充养，方能髓海足而元神旺，而心神对心本体感知的神明活动则需脑中元神的统御。心脑都主精神思维活动。

在病理上，若心血不足，则不能充养于脑，"上气不足"，髓海失养而见头晕、神疲、思维迟钝、记忆力差等症，故从心论治，养心血常可收效。

若脑神失常，则不能正常统御心神，而见心本体感觉异常之病。如邪热上扰，脑神错乱，可见心烦以致狂妄。此类病症，则又当兼从心脑而治，方获良效。

脑髓需心血的不断充养，脑髓足而心神旺，心与大脑是相互配合、相互照顾，是为了同一个目标，并肩作战的战友。如果两者相互猜疑、互不配合、相互拆台，到最后只能落得思维迟钝、记忆力差、脑神错乱、心烦以致癫狂了。

大多数脑血栓后遗症患者会出现肢体不利或身体感觉上的障碍，而我有一位患者，他在脑血栓后却仅是鼻子闻不到气味。看了很多西医都不见好，西医大夫告诉他还是看看中医吧！中医对这种怪病可能有奇招，所以就把这位同志推荐给我。鼻子嗅气不灵，是神志不明，气血不畅而起，治以醒神，通脉，行气血，则鼻窍自通也。就一味药——羚羊角丝！此药有清热醒神的作用，但现在很少有人知道它还有通窍这个作用。其实很好理解，鼻子嗅觉不通是某个地方堵了。用清热醒神的药物使气血通畅，心脏的血液可以滋养鼻子了，有"营养"和"能量"之后，鼻子自然也就开始工作了。

六、心与小肠

——表里相通，肠好心好

1. 导赤散：泻心火以保心

心的经脉属心而络小肠，小肠的经脉属小肠而络心，二者通过经脉的相互络属而构成了表里关系。表现在病理方面，如心有火热，可向下移于小肠，引起尿少、尿热赤、尿痛等症。反之，如小肠有热，亦可循经上炎于心，可见心烦、舌赤、口舌生疮等症。

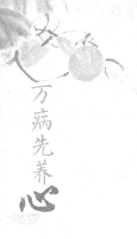

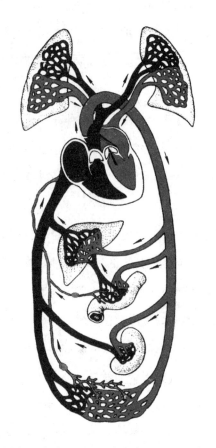

　　想起一个很有感触的病案，有一位年轻的女性情绪很低落，并且总是感到心口处憋闷，西医检查一切都正常。来到我这里，按中医的规矩是一问寒热、二问便。她说自己是一个白领，天天在办公室对着电脑，也不运动，还时常在感到自己"胖"了的时候，减一下肥。检查她的心脏没什么问题，我给她开了个导赤散和麻仁润肠丸，就吃三天。并叮嘱她以后多喝水，上下班多走走，粗细粮搭配着吃，再吃些水果。并且以后千万不要再减肥了！后来病果真就好了！

　　其实道理很简单，这位女士平时工作压力大，郁久化火，我们以导赤散泻其心经之火，辅以麻仁润肠丸滋润肠道。便通、心经通，而火消、心舒，自然心口处就不憋闷了。但这是一时之法，她的生活习惯没有改变是无法治愈的。多喝水，便有水分就不干，肠有水分就不涩，也就通了。多运动、多吃些粗粮道理也是这样。所以大便通了，心也就好了！这好比是一个下水道，下水管堵了，能不向上反味吗？还有不让她减肥就是叫她的胃肠别学会偷懒。胃肠总是在开工不足的情况下工作，胃肠机能就会下降，最后可以发展到厌食症，有许多明星都是因为减肥得了厌食症而死！现在临床见到的很多年轻女孩因为减肥，最后闭经而终身无法生育！多可怜啊！所以饭一定要好好吃！

另外，减肥药对心脏特别不利，我遇到十几例病人都是因为吃减肥药造成心脏早搏，传导阻滞，窦性停搏等。其中有一位 36 岁的女病人，服减肥药一星期，心脏不适，时有恶心，每天有晕倒情况，后背痛等。检查发现有Ⅲ度房室传导阻滞。多么危险啊！我嘱咐她立即停用减肥药，服中药麻黄附子细辛汤六剂，一周后明显好转。

我们做过实验，把动物的小肠结扎，心脏就有明显的缺血表现。平时我们可以按揉腹部，晨起一次，睡前一次，每次顺时针按揉 30 次，有助于防治心脏病。

2. 便通全身气血通，养心重视通便

便秘的发生有多种原因，但其中一个重要因素就是人的情绪。长期精神紧张不安，忧郁焦虑，沮丧恐惧等，都能通过神经系统影响胃肠道的运动和分泌功能，引起胃肠动力性疾病和功能紊乱，如肠道激惹综合征就是常见的一种，过去称之为"过敏性肠炎"。便秘是一种看似很小，但危害很大的病症。简单地说垃圾和毒素长期排不出来，就会再次被机体吸收。这是一种慢性中毒！很多便秘的人都怕上洗手间，在这种暗示下很难有所"作为"。所以上洗手间要有快乐的心情，想着：我现在是排毒。

要是出现较长时间的便秘，首先要建立战胜便秘的信心！之后我们每天定时去排便，没有便感也要去！就是要建立一个条件反射，使自己一到这个时间就想去洗手间。这样一到这个时候自然就不会痛苦了。不要小瞧

便秘，我在临床中常常看到因为小小的便秘失去生命的例子。心血管疾病的人最怕便秘，我有三位因为心肌梗死住院的病人，本来抢救过来了，由于便秘，大便时用力过度，腹腔压力增大，心脏负担加重当场就死亡了，这是我们的教训啊！

◎ 预防便秘以养心

① 清早喝水：早上起床后，喝下 2 杯冷开水（约 500 毫升）。此时，喝下的水分 80% 被小肠吸收，10% 被大肠吸收，能有效促进排便。不爱喝清水的人，也可以尝试喝牛奶、果汁等口感好的饮料。另外，冷水更能刺激肠道，因此也更有助于排便。

② 每天摄取食物纤维：不溶性的食物纤维，有很强的吸水作用，吸收大肠内的废弃物、水分和致癌物质，像海绵一样膨胀，促进软便的形成。少吃精白米和精白面粉，多食用糙米和胚芽精米，以及玉米、小米、大麦、小麦皮（米糠）和麦粉（黑面包的材料）等杂粮。此外，根菜类和海藻类中食物纤维较多，如牛蒡、胡萝卜、四季豆、红豆、豌豆、薯类和裙带菜等，这类食物既可供给人体丰富的维生素 C，又能提供足够的食物残渣，刺激肠壁，促使肠蠕动加快，使粪便易于排出体外。

③ 必要时还可用些能产生气体的食物：如洋葱、黄豆、萝卜等来刺激肠道蠕动。如果由于进食过少形成少量大便，不足以形成对直肠黏膜的机械性刺激，则需鼓励患者多参加文体活动和体力劳动，以提高食欲，增加进食量。

④ 体重正常，血脂也不高的便秘患者，可多吃含油脂食物：血脂不高的人，可在烹调时多加点植物油。或者吃些黑芝麻、核桃仁等富含油脂的坚果。此外，蜂蜜、决明子也有润肠通便的作用。辣椒、浓茶、酒类等刺激性食品不利于大便的通下，不宜食用。

⑤ 吃苹果：实验证明，苹果的果胶能增加肠内的乳酸菌，因此能够清洁肠道。苹果中含有俗称为"果胶"的水溶性纤维，这种物质有很强的持水

能力，能吸收相当于纤维本身重量 30 倍的水分。果胶大多聚集在皮内，以及果肉和皮相连的部分。因此便秘时，不妨吃不削皮的苹果。

◎ 治疗便秘以保心

平时有便秘的毛病，要注意保持大便的通畅，大便通畅能起到保护心脏的作用。不妨试试下列食物。

① 麻油拌菠菜：新鲜菠菜 250 克，食盐、麻油少许。将菠菜洗净，待锅中水煮沸，放入食盐，再把菠菜放入沸水中烫约 3 分钟取出，加入麻油拌匀即成。常食有效。

② 芝麻粥：黑芝麻适量，粳米 100 克。将黑芝麻淘洗干净，晾干炒熟研碎，每次取 30 克，与粳米 100 克同煮成粥即成。常食有效。

③ 北杏炖雪梨：北杏 10 克，雪梨 1 个，白砂糖 30 ~ 50 克。将材料同放碗中，加适量清水，隔水蒸熟（1 小时）即成。喝汤吃梨，常食有效。

④ 无花果蜜糖粥：大米 50 克，无花果 30 克。将大米洗净，放入锅中，加水适量，待粥沸后放入无花果即成。喝粥时调入蜂蜜。常食有效。

另外，还可以通过简单的按摩手法治疗便秘。

① 腹部按摩法：对于习惯性便秘，除上述食疗方法外，最好配以每天早晚各按摩腹部一次。方法是：以脐周为中心，双手以适当的力度，顺时针由内到外环绕脐部按摩 30 次，注意用力不要过猛，以防肠扭转。此法促进胃肠蠕动和排空，对治疗便秘有很大帮助。

② 穴位按摩法：对排便不爽者，可按摩气海穴（脐下 1.5 寸处）、关元穴（脐下 3 寸处），便意产生很快。

便秘，不仅会引起排泄时的生理痛苦，还会直接危害到身体健康，是诱发心肌梗死、脑出血的重要因素之一。改变生活和饮食习惯，才是预防和治疗便秘的根本解决之道。

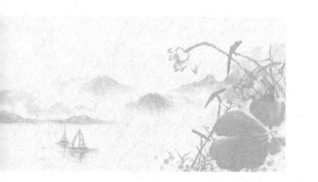

第三章

心病察颜观色早发现

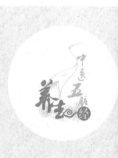

一、注意您的心变化

——知人、知面、要知心

据资料统计，约有70%的冠心病患者就医时并无症状，甚至有30%的病人在发生急性心肌梗死时，居然不曾有任何明显症状。但实际上病人不是真正的"无痛"，而是他们忽视了与心血管疾病有关的症状！生活中出现下列情况时，建议您做一次心脏检查，以便早期发现心脏病，从而采取有效的防治措施。

① 时有心悸、疲劳、气急等不适，活动后尤甚，上二楼或走路就喘、气短、憋气等；劳累或紧张时，突然出现胸骨后疼痛或胸闷压迫感。

② 左胸部疼痛伴有出汗，或疼痛放射到肩、手臂及颈部，有的人可能有牙痛，胃痛，后背部痛，腹痛等；出现脉搏过速、过慢、短促或不规则。

③ 熟睡或做恶梦过程中突然惊醒，感到心悸、胸闷、呼吸不畅，需要坐起来一会儿才好转。

④ 性生活时感到呼吸困难，胸闷或胸痛，或心悸等。

⑤ 饱餐、寒冷、吸烟、看情节紧张的电影或电视时，感到心悸、胸闷或胸痛。

⑥ 在公共场所中，容易感到胸闷、呼吸不畅；上楼时比以前或比别人容易出现心悸和气急。

⑦ 突然出现一阵心悸、头晕、眼前发黑，有要跌倒的感觉，或有突然晕厥的情况。

⑧ 儿童的活动能力比同龄差，活动时感觉心悸、气急、乏力、口唇青紫，或手足发青，可能是小儿先天性心脏病。

⑨ 感冒后轻微劳动即感到心悸、疲乏，或走路稍快就觉气急；突然胸部不适而昏倒在地上，或有马上要"死去"的感觉。

⑩ 晚间睡觉枕头低时感到呼吸困难，需要高枕而睡。

⑪ 手指或足趾末端出现肥大、变形；脸、口唇和指甲出现青紫、暗红等异常颜色；左肩痛长期不愈或肩后背疼痛。

⑫ 静息时自觉心跳有异常声音，或手掌触前胸壁心脏部位时有震颤感。

⑬ 妊娠期出现心悸、胸痛、头晕、气急、浮肿。

出现上述情况之一，要及时去医院做详细检查，避免突发心脏病事件。早期发现，早期治疗是没有问题的。千万不可大意，一旦造成生命危险，是无法弥补的。曾遇到一位50岁的男子找我看病，说他最近胸闷憋气，时有心前区不适。我当时让他做个心电图，备些心脏药物，他说没有事。由于工作忙，也不看病，也不休息。有一天工作忙完了，又打麻将又喝酒，早晨就猝死在家里，让人扼腕叹息。

二、心病察颜观体能发现

心脏疾病的预防与治疗关键是"早"。那么如何在早期发现心脏病呢？察颜观体是十分简单而有效的办法之一。心脏病除常见的心悸、心前区疼痛等大家都知道的症状外，常常还有一些体表征兆。注意观察这些先兆症状，就能早发现，早治疗。

呼吸：进行轻微活动后，或者处于安静状态时，出现呼吸短促现象，但不伴咳嗽、咳痰。这种情况很可能是左心功能不全的表现。

皮肤：慢性心力衰竭、晚期肺源性心脏病患者的皮肤可呈深褐色或暗紫色，这与机体组织长期缺氧、肾上腺皮质功能下降有关。皮肤黏膜和肢端呈青紫色，说明心脏缺氧，血液中的还原血红蛋白增多。

脸色：脸色灰白而发紫，表情淡漠，是心脏病晚期的病危面容。脸色呈暗红色，是风湿性心脏病、二尖瓣狭窄的特征。面部呈苍白色，则有可能是二尖瓣关闭不全的征象。

鼻子：如果鼻子硬邦邦的，这表明心脏脂肪累积太多。红鼻子也常预示心脏有病。

耳朵：心脏病人在早期都有不同程度的耳鸣症状，这是因为内耳的微细血管动力异常。如果耳垂出现一条连贯的皱褶，很有可能是冠状动脉硬化所致。

头颈：如果由锁骨上延伸到耳垂方向凸起一条青筋，如小指粗，很可能是右心功能不全。

肩膀：虽然不是阴天，左肩、左手臂内侧却有阵阵酸痛，这有可能是冠心病。

手脚：手指末端或脚趾端明显粗大，并且甲面凸起如鼓槌状，常见于慢性肺源性心脏病或先天性青紫型心脏病。

下肢：中老年人下肢水肿，往往是心脏功能不全导致静脉血回流受阻的表现。

三、冠心病十大蛛丝马迹

冠心病可防可治，不必害怕。要密切关注自己身体的微小变化，及时发现，及时就医。

◉疼痛

在劳累或精神紧张时出现胸骨后或心前区闷痛，或紧缩样疼痛，并向左肩、左上臂放射，持续3~5分钟，休息后自行缓解；体力活动时出现胸闷、心悸、气短，休息时自行缓解。也有很多时候会出现异位疼痛，这是冠心病症状的重要表现形式，因其疼痛部位远离心脏常被忽视。这类疼痛可出现在咽喉、手指、牙床、左前臂、颈项部、腹背部，甚至会放射到下肢，乍看是和心脏病不相干，实则可能是冠心病的相关症状。这类疼痛虽然部位各异，但诱因明显呈阵发性，服用硝酸甘油能缓解。对这类疼痛，中老年人不可只注意疼痛部位，而忽视作必要的专科检查，这是很危险的。

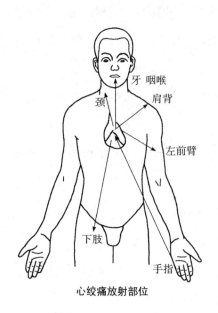

心绞痛放射部位

◎ **呼吸困难**

饱餐、寒冷或看惊险片时出现胸痛、心悸；夜晚睡眠枕头低时，感到胸闷憋气，需要高枕卧位方感舒适；熟睡或白天平卧时突然胸痛、心悸、呼吸困难（如果出现呼吸困难，影响睡眠，不能平卧，咳嗽，甚则咯粉红色泡沫样痰，提示是急性左心衰竭，应当立即就医），需立即坐起或站立方能缓解。有些冠心病患者尤其是老年患者，除了常见的症状外，还会在平时出现呼吸急促、呼吸拉长或呼吸困难。在静坐几分钟后，呼吸可恢复正常，但当患者重新开始走动时，喘息又立刻出现。

◎ **阳痿**

性生活用力或用力排便时出现心慌、胸闷、气急或胸痛不适。美国医学研究者发现，阳痿可能是心脏病的早期信号之一。心脏病患者中阳痿发生率比健康人高，其中完全阳痿发生率就达 21%，男性如发生一两次阳痿问题时，应到医院检查一下心脏功能，以早期发现和治疗可能存在的心脏病。

◎ 噪声、耳鸣

听到周围的锣鼓声或其他噪声便引起心慌、胸闷；反复出现脉搏不齐，不明原因心跳过速或过缓。美国一位学者，曾用老鼠进行观察研究发现，当用一些有害条件（高脂饮食、长期噪音等）刺激老鼠时，其耳蜗中出现的缺血性病理变化要比心肌改变早得多。临床实践也证明，一些中老年冠心病患者在发病前会出现进行性加重的耳鸣。可见，出现耳鸣常常预示着冠心病的发生。

◎ 腹痛与胃部不适

不典型心绞痛常表现为上腹痛，容易误诊为胆绞痛、胰腺炎、胃肠病，按此类病久治不愈时应当看心内科医生以及早确诊。但与一般的胃病不同的是，冠心病引起的胃部不适是一种憋闷、胀满的感觉，有时还可伴有钝痛、灼热及恶心、呕吐、打嗝。在大便后可能会有所缓解，但多不会完全消失。

◎ 不明原因疲乏

既往身体健康，最近体力或脑力劳动后感觉疲惫不堪，胸部发闷，提示心功能不全，可能是由冠心病引起。临床研究表明，疲乏是心肌缺血的又一表现形式。患者多表现为无任何原因可解释的疲倦、精力不足，在活动后甚至连伸直身体的力量都没有。

◎ 心口发热

如进餐后或劳累后心口发热频繁出现，多提示冠状动脉供血不足，需及时看心内科医生。

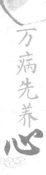
◉ 异样感觉

很多心梗幸存者都曾感到，在发作前的几个小时、几天甚至几个星期，身体就有异样的感觉，主要表现为注意力分散、精神恍惚、梦中惊醒等。中老年人如果出现以上症状，应高度警惕患有冠心病的可能，必须及时去医院检查，以便及早采取防治措施。

◉ 角膜老年环

一些老年人的眼球角膜（俗称黑眼珠）靠近巩膜（俗称白眼球）的边缘部分有一圈灰白色或白色的混浊环，宽约1至2毫米，医学称为角膜老年环，简称老年环。近年来研究发现，老年环是老年人动脉硬化的信号，可作为临床诊断动脉硬化的体征之一。老年环的有无及其程度轻重往往与动脉硬化的程度有一定的关系。

◉ 耳垂皱褶

近年来国内外学者发现，罹患冠心病的人，耳垂上几乎都有一条皱褶，俗称"冠状沟"。耳垂作为末端部位，是一种既无软骨又无韧带的纤维蜂窝状组织，易受缺血缺氧的影响，产生局部收缩，导致皱褶出现。中老年人如果发现耳垂处有一条条连贯的、有明显皱褶的纹路，同时伴有胸闷、心悸、心前区疼痛等症状时，就应警惕冠心病的可能性，要及时去医院检查。

四、高血压的早期常见表现

我的两位朋友都是四十多岁，有高血压自己就是不在意，平时我总劝他们吃降血压的药物，可就是不听，认为自己身体好着呢，没有什么感觉。其中一位在单位是个小领导，平时总是说上句，不听别人劝说，一年后得了脑出血，抢救及时生命保住了，留下半身不遂，上不了班。每次见到我都非常的后悔，说早听我的就不会这样了，世上就是没有卖后悔药的，说什么都晚了。另外一个就更惨了，在洗桑拿浴时，突然昏迷，大面积脑出血，经过三天抢救无效死亡。

高血压的危害如此严重，我们在生活中应该早发现早治疗。下面就说说高血压有哪些早期表现。

◎ 午后头痛

从时间上讲，人体的血压有这样一个特点，每天晨起以及上午血压较平稳，一般比下午的血压要低，而午后，人体由于疲劳、脑力活动较多等原因，血压往往比上午要高。因此早期高血压病人，由于上午血压较低，故可不出现症状，而到了下午，随着血压的上升可出现头痛、头昏等一系列症状。如果你在一段时间里，午后经常出现不明原因的头痛，那么就应当及时去医院检测一下血压，以利于早期发现，早期治疗。

◎ 头痛、头晕

某些头痛是高血压的早期信号。其特点是有跳动性或搏动样的头痛；疼痛的部位常在脑后部和两侧太阳穴；疼痛的时间以在白天为多，许多病人在早晨起床时常感头痛，洗完脸或吃完早饭后又好一些，当精神疲劳或活动较多及剧烈运动后头痛会加重。有的人会感到头部沉重或有压迫感，或有颈后部拉紧感，有人还可有颈后搏动感。头晕也是高血压症的早期症状，常伴有头重及耳鸣、失眠等症状。

◎ 肥胖、打鼾

肥胖、打鼾者要警惕高血压。如出现头昏、头痛、颈部发紧，要考虑是高血压的问题了，应及时测定血压。胖人打鼾提示患高血压、高血脂、心脏病。睡眠打鼾是心脏处于紧张状态的表现，是高血压和心脏病的危险信号。

◎ 心悸

高血压病人在初期血压升高时，神经调节失去平衡，交感神经过度兴奋，交感神经过度兴奋会引起心率加快、心脏收缩力加强，这时可能会感到心悸。一般认为，高血压早期或轻型高血压，心律失常的发生主要是功能性的。与交感神经兴奋性有关，不必过分紧张（疾病可分为功能性和器质性。功能性是指出现症状，但靠现在的科学技术没能查出病因，查出来了就是器质性的。因科学技术有局限性，所以现在定义为功能性，将来找到原因也就成为器质性的了）。但伴随高血压性心脏病的发展可使心脏结构改变，产生心肌肥厚和心肌缺血，从而改变心肌细胞的电活动而产生心律失常。伴有心律失常的高血压病人属于容易发生心脑血管疾病的高危人群，严重室性心律失常可导致短暂性脑缺血发作或脑卒中，可诱发心绞痛甚至猝死，因此高血压病人若自觉心悸发作时应作心电图检查及早诊断，以利于及早治疗。

◎ 肢麻

高血压病人可出现手足麻木和僵硬的感觉，也可出现蚁行感，这些现象多数是由于高血压病血管舒缩功能紊乱或动脉硬化等原因引起的肢体局部供血不足所致，即通常人们所讲的"气血不和"。通过控制血压和对症治疗，一般均可逐步缓解和消失。

◎ 恶心

老年人由于动脉硬化、血管痉挛等原因，血压升高，或血压不稳，一天中的不同时候会测得忽高忽低的血压值，因而全身各处器官供血受到不同程度影响，部分病人会在血压升高时感觉头晕头痛，甚至恶心、呕吐，这是因为血压增高，引起脑血管痉挛、脑供血不足，应积极降压治疗。当然，在家也可以选择一些简便方法降压，缓解恶心呕吐症状，如双手大拇指用力按压面部攒竹穴（两眉起始处，鼻根上方），可以起到很好的止呕作用。还可应急用药：硝苯地平（心痛定）5 ~ 10 毫克，在收缩压超过 180 mmHg 以上时，可临时舌下含服。

◎ 水肿

一部分老年高血压病患者，会出现下肢凹陷性水肿的现象，在小腿胫骨前缘以手指按压，会出现一个个的指坑，这就要警惕了。一种原因可能是长期高血压，外周血管压力过大，引起的高血压性心脏病，心功能受到影响，有的甚至有不同程度的心力衰竭，引起水钠潴留，导致水肿，而水往低处走，故而下肢水肿明显。还有一种是长期高血压引发的肾小动脉痉挛，肾素 – 血管紧张素系统过度激活，血管紧张素和醛固酮等激素在体内过度蓄积，长此以往，肾功能也会受到影响，心衰和肾衰相互交结，病程缠绵难愈。所以，高血压的危害不容小觑，不要觉得只是头晕头痛，其他都好好的，能吃能喝，就是没问题，高血压引起的心、脑、肾并发症远比其本身更可怕。

五、胸闷

——别错怪了肺

很多老人会时不时地出现胸口发闷，气不够用的现象，许多人都以为是肺出了毛病。其实不然，下面，我们就来区别一下肺部疾病和心脏疾病。

肺部疾病常见的有肺炎、肺结核、肺癌、气胸等。如果是肺部感染会出现发热、咳嗽、咳痰，肺部听诊有湿啰音；如果是肺癌，多有吸烟史，消瘦乏力，痰中带血丝；气胸则有疼痛、呼吸困难，这些疾病都可以通过 X 线明确诊断。但是如果以前没有肺部疾病史，而出现了胸闷等症状此时应警惕心血管出了问题。常见的有冠心病、心衰、心律失常等，这些疾病均可由一种原发病引起，那就是高血压。临床常见高血压患者初期没有什么感觉，等到一定阶段才出现胸闷、头晕、头痛等表现，这是由于高血压造成末梢血管阻力增加，心脏射血阻力增加，长期下来心脏负荷过重，引起心肌肥厚、冠状动脉供血不足，病人就会感觉胸闷，这是心功能受损的一种表现。高血压可以说是万恶之源，它可以导致心、脑、肾等重要器官的损害，平时预防和早期治疗高血压就显得尤为重要。

严重的病人由于高血压而导致心律失常（如早搏）或心力衰竭，无论在安静或活动状态都可能出现胸闷、气促和心悸，这种病人就要注意了，平时不能剧烈运动，否则很容易发生危险，但适量的轻微体力活动是有益的，因为轻微的体力活动（如散步慢走）可以提高心脏射血分数，减少静脉淤血，一定程度上可以改善心功能。所以心衰病人每天适量步行是有益于身体的。

六、背痛原来是心惹的祸

临床中曾遇到过一名中年男性，42 岁，后背酸痛 2 小时入院。在家打扫房间时发病，当时以为自己腰脱病犯了，让儿子揉腰捶背，但是症状越来越重，逐渐的患者出现气短、大汗，急诊入院，常规心电图检查提示下壁、后壁心肌梗死，心肌酶、肌钙蛋白都很高，急诊行支架术病情稳定下来。类似病人在临床中屡见不鲜，应提高警惕。

冠心病即为冠状动脉粥样硬化、狭窄，血液不能很好地营养心肌而引起的心前区疼痛。一般与活动有关，活动后心肌耗氧量增加，容易发病。发病时可以舌下含服硝酸酯类药物以扩张冠状动脉。若不及时救治，可发展为心肌梗死。

冠心病患者的临床表现不一，不敢说放射痛可以发生在全身各处，但是，有时候疼痛不会只发生在心前区，还会放射到肩部、上肢，后背痛也是常见的。一般因情绪激动或者劳累诱发，患者可有胸骨后压榨性疼痛，大汗，严重的可气短，不能平卧，诱发心衰。

对一些冠心病高发人群或平素心脏不好的人来说，如果情绪激动或者运动后有胸闷痛，或者放射至肩膀、手臂、后背，都应该注意是不是冠心病犯了，要及时去医院诊治。

七、查不出原因的胃痛应警惕心脏病

由于很多老人本身患有胃病多年，所以很容易把胃病与心脏病引起的胃部不适混为一谈。但是与一般的胃病不同，心脏病引起的胃痛很少会出现绞痛和剧痛，压痛也不常有，只是有一种在横膈处的憋闷、胀满的感觉，有的人还伴有钝痛、火辣辣的灼热感及恶心欲吐感，大便后虽会有一些缓解，但不适的感觉不会完全消失。

曾经有一次急诊夜班时，收了一位来自云南的老年患者。老人晚餐后上腹部胀闷不适，患有慢性胃炎十多年，因为是夜班，没有胃镜检查，做了18 导联心电图提示大致正常，腹部 CT 和血液检查也未发现什么异常，在观察室休息 30 分钟左右患者不适症状缓解，开了些胃药就让他回家了。此后患者每次饱食后都有心口窝胀痛，而且逐渐加重，再次来医院，我给他安排了胃镜检查，胃镜检查之前要常规做心电图，令人吃惊的是这次心电图显示 II、III、avF 上抬，这时患者突然喘不过气、浑身大汗，心电图显示心率只有 40 次 / 分，患者已神志不清，于是我马上让护士开放静脉通路、吸氧、心电血压监测，这时候监护仪上开始有"Q"波出现，我们通常叫"坏死 Q波"，是心肌梗死的特征性波形，行话叫"拉小旗"，因为它的形状像极了一面迎风飘扬的旗帜。护士立即与导管室联系，只用了 3 分 30 秒顺利将病人送入导管室，马上行支架术，结果发现，病人右冠状动脉 90% 狭窄，立即植入支架。经过大家的共同努力，30 分钟左右患者清醒过来，因救治及时患者病情得到了有效控制。

这个病人真的让我捏了一把冷汗，倘若病人没有及时来到医院，那可能就会有生命危险了，所以要提醒广大读者，胃痛时应该警惕心脏病，以免发生生命危险，后悔莫及。

八、别让心慌毁了好心情

心慌即中医所说的"心悸""怔忡"，发作起来心率比平时加快许多，或出现偷停脉，脉律不整，可能会有乏力气短或者胸闷等症状。很多原因都可以引起心悸，中医辨证主要以虚为主。

在门诊我们经常可以碰到冠心病病人来的时候很痛苦，说最近一阵心跳得厉害，有的是晚上跳个不停经常一宿睡不了好觉，有的是受不了大的声响，家里人说话一大声心都会跳好一阵子才平稳下来。有的病人心悸之后全身大汗淋漓，还有的更是胸闷胸痛，并发冠心病心绞痛等急症。很多时候心悸是冠心病心绞痛发作的前兆，如果经常有心悸现象的就要当心了，你的心很可能已经出了问题。中医讲心悸怔忡多属于心气虚，气虚而导致心神浮动，而心又主血脉，心主血功能受影响继而血脉不通，不通则痛，就会引发胸闷胸痛，就是西医所说的冠心病心绞痛。

还有一种情况，多是30多岁的年轻女性，她们也会有心慌的感觉，并且还会胸闷胸痛，这就需要与器质性的冠心病区别开来，这种心悸、胸痛多为一过性的，持续时间短，多在情绪激动如生气后发作，心电图显示正常，这种多是神经性的心悸胸痛，只要注意调摄身心，避免大怒大悲，是可以预防的，但是这部分人群也要注意日后的调养，因为50岁以后，她们也是冠心病的好发人群。

冠心病的发生与饮食、情志和生活习惯密切相关，其中情志是很重要的一个因素。情绪的波动可以影响多器官的功能，造成内分泌紊乱，体内毒素和代谢废物的堆积，最终产生一系列的损害。中医先贤早就提出"怒则气上，喜则气缓，思则气结，悲则气消，恐则气下"的理论，认为情志对人体全身之气机的影响是很强的，气不足或气太过，气的升降出入异常，都可以影响脏腑功能。日常生活中应注意修身养性，颐养情志，减少不良情志刺激对机体的损害，从而预防和减少冠心病的发生。

九、偷停
——心脏偷懒谁的错

心脏就像越层阁楼一样，分上下两层，跳动的顺序是从上向下传导的，即上腔先跳之后下腔再跳。如果上下腔跳动节律紊乱，就像后面的车辆超速行驶，势必会撞到前面的车，发生交通拥塞，此时就会出现心脏"偷停感"，并有惊慌、憋闷、乏力等症状。尤见于精神焦虑的神经官能症患者，或者有严重心律失常的人，患者常形容自己的心脏好像翻出来到咽喉或者被石头坠下去一样。在医学中，这种现象称为"过早搏动"。其中以室性和房性早搏最为常见。

早搏的时候会有不适症状的产生，因为早搏会减少心脏的射血量，使脑血流量减少 8% ~ 12%，如同交通拥堵后，每分钟交通岗通过的汽车数量必然减少一样。引起这种"偷停"不适感的原因很多，除心脏疾病外，不少药物也能引起，常见的如洋地黄类药物、神经兴奋类药物等。过度饮酒、吸烟、喝咖啡、浓茶也会导致"偷停"出现。年轻患者由于精神紧张引起的"偷停"感一般为功能性的，体检无明显异常。

对于患有器质性心脏病的早搏患者，在规律治疗的基础上，注意放松心情，切忌过焦过躁，保证充足的睡眠和休息时间，戒烟戒酒，劳逸结合。室性早搏的人，可采用短阵性咳嗽法。因为咳嗽可以产生足够的能量引起心脏除极，终止室性早搏的发作。患者要用力连续咳嗽，使室性早搏转为窦性心律，能避免猝死的发生。对于没有器质性心脏病的人来说，过早搏动发生后，不要过度紧张，有时只要精神镇定下来，早搏就可以减少或消失，解除引起"偷停"的诱因就可以了。功能性偷停只要注意情绪稳定不要生气就会好起来的。

中医对偷停的认识多认为以虚为主，多为气阴两虚，心神失常所致。这样的人一是平时注意生活起居的保养，戒烟戒酒、保证睡眠、避免劳累，以减少早搏的发生，还有就是多食用补益气血、滋阴的食物和药物，如黄芪、麦冬代茶频饮，西洋参煎水喝。西洋参性甘凉，益气又不生火，还可养阴，也可代茶饮并嚼服。同时，可以服用一些镇静安神的药物，像酸枣仁、夜交藤、五味子等。

十、老年人

——一过性眩晕怎么回事

大多数老年人在生活中都曾经有过走路不稳，自觉漂浮，一过性眩晕，伴有瞬间的眼黑症状，这些都与老年动脉硬化有关。动脉硬化即血管弹性减弱，血管变硬变脆。心脏搏动射血后，硬化的血管不能很好地输送血液至全身各组织器官，血管硬化如同铁管生锈，脂质就像附着在管壁上的铁锈，到一定程度变成血栓，阻塞血管可引起组织器官的缺血坏死。常见的引起一过性眩晕的疾病有：脑血管性眩晕，晕厥，颈性眩晕，体位性低血压，自主神经功能紊乱以及周围前庭性眩晕，心源性眩晕等。

中医认为，眩晕主要与情志、饮食、体虚年高等有关，属虚者居多，如肝肾阴虚易肝风内动，血虚则脑失所养，精亏则髓海不足，均可导致眩晕。属实者多由于痰浊壅遏，或化火上蒙，而形成眩晕。著名国医大师李济仁年轻时患有高血压，高压最高200mmHg，眩晕重，他自己创制药茶，喝了30余年，口感好，疗效佳。药茶组成：黄芪10～15克，枸杞6～10克，黄精10克，西洋参3～5克。此药茶能调和气血，益精填髓，营养全身，降低血压，改善眩晕。当然了，中医提倡因人、因地、因时制宜，此药茶不是适合所有的人，阳虚明显怕冷、腹泻的，或痰浊较盛，消化不好的人应慎用。

十一、眼前发黑，身体拉警报

赵本山在春晚小品中忽悠范伟大声高喊，导致脑部缺氧眼冒金星，你也可以试喊一下，看看有没有眼前发黑。当你久坐或者长期蹲位时忽然起立，是不是一过性眼前发黑更明显呢？答案是肯定的，眼前发黑实质为一过性脑供血不足，大脑缺氧所致，生理性的眼前发黑只要平时多注意生活起居习惯就可以避免，如果是病理性的一过性黑蒙，大多是心源性的，应加以重视。

心脏就像汽车的发动机，为汽车提供动力，马力越大，动力越足，心脏也是如此。我们用射血分数来衡量心功能。如果心脏疾病影响了心脏泵血功能，射血分数降低，脑部供血供氧自然不足。导致心脏射血分数降低的疾病有很多，如心肌梗死、心力衰竭、恶性心律失常等。中老年人心源性一过性黑蒙较为常见，应该及时到医院查明原因，合理用药。

预防一过性黑蒙，良好的生活饮食习惯自然也很重要。高血压、糖尿病、高血脂、高盐饮食都是心脏病的危险因素。平时可以喝些药茶养生保健：夏枯草20克，黄芪10克，枸杞6克，决明子8克，西洋参8克，黄精10克。该药茶补充气血，健脾调肝降压，调整血脂，适合长期服用，对降低危险因素、防治心血管疾病是非常有效的。另外，高血压导致的头晕眼前发黑还可用菊花枕头，对妇女肝阳火盛引致头晕眼前发黑、晚间烦躁、失眠亦有帮助。可将野菊花加入油柑子叶、绿豆壳或通草丝，晒干待冷装入枕袋内再缝密即可。

眼前黑蒙应在西医治疗为主导的基础上用中医方法调理。千万不可小视眼前发黑。我的一位患者，经常出现眼前发黑，时常有晕倒情况，自己不在意，也不到医院看看。一次晕倒后家人把他送到医院检查，一看是心动过缓，心肌严重缺血，及时安了起搏器，从而转危为安。还有一个患者就不那么幸运了。晕倒神志不清，经检查是脑出血，抢救三天还是死亡了。如果能早点注意就不会发生，可惜人生没有如果。

十二、痘痘位置有蹊跷，心脏问题早知道

痘痘的形成大多有两个原因，其一，油性皮肤的皮脂腺发达，皮脂分泌较多，如果此时毛孔阻塞则会导致皮脂在毛孔的堆积，形成痘痘；其二，一般在青春期，由于激素的分泌失衡，导致皮脂分泌过多堆积，也会形成痘痘。中医认为，如果痘痘长在特殊部位，应该加以重视。

印堂为督脉要穴，在两眉肌中间，主治：头痛，眩晕，高血压，目赤肿痛，失眠，神经衰弱。如果印堂长了痘痘，可能阻碍督脉经气运行，引发疾病。可能会出现心悸，失眠，头晕，血压增高，此时应该注意让自己的心脏多休息，减少锻炼，增加睡眠时间，或者就诊心内科医生。

额头上长痘，中医认为可能会与心肺脾有关。如果长期思虑过度必然伤脾，心理压力也比较大。喜欢计较小事，工作中虽然不缺乏细致，可是生活中易流于琐碎，这样非常容易引起心火旺盛，心火上炎。"思伤脾"，"忧伤肺"，"肺失宣降"，"脾失运化"，肺脾功能失调，脸部额上易长痘。心为君主之官，应该注意养心理脾，平时活动，做到"三宜"：宜时，选择清晨或傍晚天气凉爽，心情比较轻松，压力较少之时；宜地，选择公园，湖边或者树林比较赏心悦目，心情怡然之地；宜量，主要做些轻度运动，以自身轻松为主，强度不宜过大，时间在 20 ～ 30 分钟即可。注意睡眠时间的充足，缓解压力。

其实额头上长痘也与休息不好、熬夜等因素有关，如果午夜丑时（1 ～ 3 点）还不睡觉，则会伤肝，此时正值肝经当令，肝脏能排除人体毒素，

如果人体毒素不能排除就会额上长痘痘，平时应注意早睡，保养脏器。

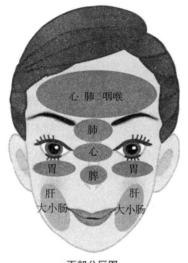

面部分区图

　　除此之外，还有很多痘痘与健康关系的说法，例如：左脸颊长痘影响肝脏疏泄，右脸颊长痘则肺火较旺，应注意清淡饮食，戒烟戒酒及少吃肥甘厚味。只要平时注意保持健康的饮食习惯和作息规律，就可以大大减少脸上长痘痘的可能了。

十三、印堂发黑，注意心脏

　　印堂为督脉要穴，位于眉中部，在两眉头连线的中点凹陷部位即是。印堂发黑是玄学相术里面的一个说法，我们不作讨论。实际上，印堂发黑在中医里有其特定的意义，要知道自己是不是印堂发黑，可以在早上洗漱之前，到镜子面前照一下额头，看看是否印堂处的肤色比平时暗淡无光，甚至晦涩发暗。

　　《黄帝内经》中认为，印堂可以反映肺部和咽喉疾病。现代研究认为，印堂能够反映五脏的兴衰和全身的健康状况。健康状态下，印堂应该是红润、饱满、有光泽的。印堂发黑说明人体心脏功能不佳，心脏泵血功能下降，导致脑部供血不足，心脑缺氧。还有一些报道认为跌打损伤也会造成印堂发黑。印堂过红代表有高血压、高血脂，易发生脑出血；凹陷则表示心功能先天不足、易焦虑；印堂发青说明心脏、大脑轻度缺氧；印堂发黄则说明人体气血不足、脾胃虚弱。

心源性印堂发黑的诊治，基本调理方法可以点按、挤压、针刺印堂，还可以配合内关穴。通过改善心脏功能来提高射血分数，改善心脑缺血缺氧，平时多注意作息规律，劳逸结合，适当运动，经过精心调理之后，可使晦暗的印堂变得红润、饱满、有光泽。

十四、控制心率，活到九十九

科学家们很早就发现，小型哺乳动物如老鼠、兔子等心率很快，每分钟可达数百次，但它们的寿命仅 1 ~ 3 年。再如许多鸟类的心率为每分钟 300 ~ 500 次，它们的寿命多在 10 年左右。而大型哺乳动物如鲸休重很大，心率却很慢，每分钟仅 20 次左右，其寿命却可达 30 ~ 40 年。而爬行动物如龟心率最慢时每分钟不足 10 次，其寿命也更长，可达到 120 ~ 180 岁。

人类如果静息心率在 60 次左右，其寿命可达 90 岁以上。相反，静息心率大于 85 次的人寿命就会缩短，因此平静时心率偏慢的人寿命相对较长。人类一生总心跳次数为 25 亿次 ~ 30 亿次，如果静息心率偏快，发生各种心血管疾病的危险明显增加，死亡率也高。专家研究了老年人心率与寿命的关系，研究对象为身体健康、无心血管病危险因素的老人，年龄段为 65 ~ 70 岁，长年跟踪随访结果：男性，心率大于 80 次 / 分相比心率小于 60 次 / 分，活到 85 岁的比率下降了近一半，心率是预测男性长寿的有效指标，但在老年女性中无明显差异。

心率过快可以是生理性的，由于交感神经兴奋性增高引起。病理性的多由于高血压病、冠心病、急性心肌梗死、慢性心力衰竭、快速房颤和持续房速导致心肌病所致，控制心率后心肌病变可被逆转，这就更肯定了快速心率对心脏的损害，病理情况下的心率增快的确会使病死率增加。

临床还有些病人心率过慢，病理性的心率过慢主要由于迷走神经兴奋性增高，窦房结和房室结功能改变和功能低下引起，导致患者头晕，四肢无力，血压过低，严重者危及生命，应给以提高心率或升高血压药物，例如阿托品、异丙肾上腺素，必要时给以心脏起搏治疗。

经常参加适宜的体育运动，就会使静息心率偏慢。我们都知道运动时心率加快，但运动会改善心功能，增加射血分数，从而使静息心率减慢。静息心率能控制在 50 ~ 65 次时，睡眠中的心跳次数可以为 37 ~ 50 次 / 分，这是健康心脏，也是长寿的标志。再则，控制体重也很重要，肥胖会使心脏负担加重，加快心率，所以控制体重、适当锻炼、健康饮食很重要。另外，心率偏快的健康人可以在医生的指导下服用小剂量的倍他乐克，以控制心率在 55 ~ 65 次 / 分钟，从而减少心脏负荷和心肌耗氧量，延长心脏的寿命。最后，吸烟与饮酒均可使交感神经兴奋，加快心率，故应戒烟限酒。

十五、"四高"人群需谨慎

随着生活质量的提高，"四高"人群越来越多。所谓的"四高"，即高血压、高血脂、高血糖、高尿酸。无论是哪一个，都会影响心血管疾病的发生与发展，并且它们之间也会相互影响。

前面我们提到了高血压对心血管疾病的影响，实际上血脂增高也是引发心血管疾病的重要因素之一。尤其对于冠心病而言，血脂代谢异常是动脉粥样硬化最重要的危险因素，大量的脂质在血管壁上堆积，使血管壁发生改变，最终形成冠状动脉粥样硬化从而引发冠心病。

高血糖大多发生于糖尿病患者，长期的血糖增高容易引起一系列的并发症。最常见的就是一些大血管的病变，包括主动脉、冠状动脉等，其病情进展很快。高尿酸血症，在中年男性中发病率很高。高尿酸血症发展到一定程度就会引起痛风、冠心病等。尿酸是冠心病死亡的独立危险因素，对血压、血糖、血脂都有一定的影响。

所以对于"四高"人群来讲，整体的控制很重要，要始终保证健康饮食、戒烟、坚持运动和控制体重等，尤其是男性要避免大量饮酒。一定要把血压、血脂、血糖、血尿酸控制在正常水平。

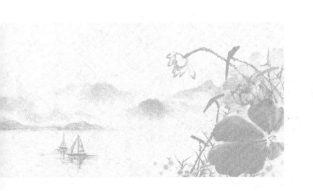

第四章

养心护心怎么吃？会吃才是硬道理

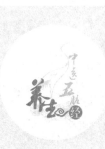

一、粗粮谷物
——心脏的最爱

1.麦芽——降血脂、消食积、抗衰老

还记得小时候巷子里售卖麦芽糖的大叔吗？小朋友们拿着零用钱，围着小车叫嚷。软的麦芽糖呈黄褐色，浓稠而黏，可以用小棍在手中玩耍好一阵；硬的是软糖经搅拌，混入空气后凝固，成了多孔的黄白色糖饼，嚼起来酥脆可口。中医认为，麦芽糖有健脾胃、润肺止咳的功效，可以治疗气虚倦怠、虚寒腹痛、肺虚、久咳久喘等症。

麦芽，是小麦种子发芽后形成的。麦芽含有丰富的蛋白质，其来源丰富，价格便宜。对于心脏病患者的康复来说，麦芽的蛋白质优于其他任何动物蛋白。麦芽内含有的甲种生育酚，是维生素 E 的组成成分，它能降低血液的黏稠度，进而抑制动脉粥样硬化的形成。食用麦芽安全，效果好，没有副作用，有条件的冠心病患者，每天早晨食用一碗鲜麦芽粥，对身体很有好处。炒麦芽可促进食物的消化，尤能消米面食积。用于食积不化、脘闷腹胀，可与山楂、六曲等配伍；如遇脾胃虚弱、食欲不振，宜与白术、党参等补气健脾药同用。生麦芽还有回乳之功，凡妇女在婴儿断奶时，可用生麦芽二两，加水煎服。

2.燕麦——润肠护心

燕麦是一种古老的粗粮作物，生长在海拔 1000 ~ 2700 米的高寒地区，具有高蛋白低碳水化合物的特点。燕麦富含维生素 B 群、维生

素 C、E 以及叶酸，含有丰富的钙、磷、铁、铜、锌、锰、硒和水溶性纤维、β-聚葡萄糖以及植物碱、植物皂素。水溶性纤维以及β-聚葡萄糖可以降低血中总胆固醇以及低密度脂蛋白胆固醇的含量，从而降低患心血管疾病的风险，还可以增加胆酸的排泄。而且燕麦含有高黏稠度的可溶性纤维，能延缓胃的排空，增加饱腹感，控制食欲，减轻饥饿感，从而稳定血糖，是糖尿病患者和肥胖人士适宜的食物。因为燕麦纤维中含有β-聚葡萄糖，所以可以改善消化功能、促进肠胃蠕动，并改善便秘症状。很多老年人大便干，容易导致脑血管意外，常食燕麦能解便秘之忧。

另外，外伤愈后疗养的患者也适合以燕麦煮粥服用，燕麦中所含丰富的锌，可以促进伤口愈合。燕麦除了有天然的保健功能外，还具有很高的美容价值。人们很早就已经懂得利用燕麦来治疗皮肤干燥和瘙痒。据考古专家考察，古代埃及后妃们就有用燕麦水洗浴的习惯。此外，更年期女性可用燕麦煮水或煮粥服，丰富的维生素 E 可以扩张末梢血管，并改善血液循环，调整身体状况，所以能减轻更年期症状。食用时需注意，若添加在饭中，应该从少量开始慢慢添加。因为如果一次食用太多，可能会造成腹胀不舒。

3. 红豆——盛夏养心的佳品

在我们的日常生活中，很多点心都离不开红豆，比如红豆面包，红豆包子，红豆汤圆。女人和红豆是好朋友，多吃红豆可以补血、养心，而且其所含的丰富的铁质可以让女性朋友面色红润，更健康。

中医认为，夏季在五行中属火，对应的脏腑是心，因此，夏季养生重在养心。夏日气温高，心火上炎容易长口疮疖肿；暑热伤阴，心血暗耗，往往表现为头晕、心悸、失眠、烦躁等不适症状；暑湿重，心阳不振，则易脾虚水肿。

红豆（又名赤小豆）性善下行，能清热祛湿，消肿解毒，清心除烦，补血安神。盛夏出汗多，人们胃口不好，钾离子丢失过多得不到及时补充时，严重者可导致心肌麻痹而危及生命。而红豆本身含热量不高，富含钾、镁、磷、锌、硒等活性成分，是典型的高钾食物。红豆可入汤入粥或做成消暑甜品，除了可增进食欲外，还可大量补充钾离子，避免夏季低钾症。此外，夏末时节在中医又称之为长夏，人们汗多尿少，特别是心、肾功能不好的老年人，更易发生双下肢水肿。红豆和鲮鱼或鲤鱼一起煲汤食用，有很好的利尿消肿的功效，也是治疗脚气、腹水、体虚困倦的食疗良方。

红豆养心的功效自古就得到医家的认可，五色配五脏，红豆颜色赤红，红入心，故李时珍把红豆称之为"心之谷"，强调了红豆的养心功效。从临床上看，红豆既能清心火，也能补心血。其粗纤维物质丰富，有降血脂、降血压、改善心脏活动功能等功效；同时又富含铁质，能行气补血，非常适合心血不足的女性食用。

4. 大麦——健脾又消食

去韩国烤肉店，服务员总是会提供免费的大麦茶，为什么偏偏选用大麦茶配烤肉呢？这是因为大量食用烤肉，油腻碍胃，易致腹胀，大麦茶在理气除胀、消除异味方面有独到的功效。

据《本草纲目》记载："大麦味甘、性平，有去食疗胀、消积进食、平胃止渴、消暑除热、益气调中、宽胸下气、补虚劣、壮血脉、益颜色、实五脏、化谷食之功。"大麦善于治小便淋痛、老人烦渴不止、舌卷干焦，夏季还可清暑热。大麦还可以制成啤酒，能够帮助消化、疏肝理气，少量饮用对身体有益。大麦芽中含有"消化酶"和维生素等，适用于小儿、老人病后胃弱引起的食欲不振。大麦还可泡茶饮。大麦茶属传统饮品，韩国家庭大多以大麦茶为主要茶饮，在日本料理店喝大麦茶，用以清除吃生鱼片后口中的异味。冷饮具有防暑降温之功，热饮具有助消化、解油腻、养胃、暖胃、健胃的作用。长期饮用，能起到养颜、减肥之功效。

5. 糙米——减肥又排毒

糙米是没有被精加工过的米，因此它有白米所没有的米糠层和胚芽层，而这部分含有大量帮助减肥的食物纤维。此食物纤维是非水溶性的，在肠内会吸收水分膨胀，进而刺激肠胃的蠕动，改善便秘且促进新陈代谢。同时在进餐时，因为食物纤维较硬，需要多咀嚼才好吞食，而咀嚼次数的增加容易产生饱腹感，如此也就不会想再多吃了，因此糙米是绝佳的绿色减肥食品。

由于发芽的糙米还含有多量泛酸，充分摄取泛酸，可以减轻精神方面的焦躁，增强免疫力。同时，发芽糙米含有维生素 E，更能够预防及改善癌症、糖尿病以及风湿病等。在发芽糙米中，除了泛酸之外，最能够提高免疫力的成分为维生素 B_6。比起一般的糙米，发芽糙米含有的镁、钾、钙、铁等成分更容易被人体吸收。这些矿物质对于维持人体健康来说是不可或缺的。专家建议，在一日三餐中，只要把其中的一餐改为发芽糙米饭，就可以供给体内所需的泛酸，补充维生素 E 以及维生素 B_6 的不足，使人体对各种疾病的免疫力增强。

6. 大豆——养颜清血管

大豆有"豆中之王"之称，被人们叫作"植物肉""绿色的乳牛"，营养价值非常丰富。大豆内含有一种脂肪物质叫亚油酸，能促进儿童的神经发育。大豆中所含的卵磷脂是构成大脑细胞的重要成分，常吃黄豆能改善大脑功能；卵磷脂还可除掉附在血管壁上的胆固醇，防止血管硬化，预防心血管疾病，保护心脏；卵磷脂还具有防止肝脏内积存过多脂肪的作用，从而有效地防治因肥胖而引起的脂肪肝。大豆中的异黄酮是一种结构与雌激素相似，具有雌激素活性的植物性雌激素，能够减轻女性更年期综合征症状、延迟女性细胞衰老、使皮肤保持弹性、养颜、减少骨丢失、促进骨生成、降血脂等。此外，大豆内还含有丰富的 B 族维生素和钙、磷、铁等无机盐。干大豆内虽不含维生素 C，但发芽后能产生维生素 C，在蔬菜淡季，可补充食用。生大豆中，含有抗胰蛋白酶因子，影响人体对黄豆内营养成分的吸收。所以食用大豆及豆制食品，烧煮时间应长于一般食品，以高温来破坏这些因子，提高大豆蛋白的营养价值。

另外，有些人喝了牛奶出现腹胀、肠鸣和腹泻。这是因为牛奶中含有乳糖，而这些人体内缺乏分解乳糖的乳糖酶，因此出现"乳糖不耐受"现象，而豆浆不含乳糖，且大豆中含有 40% 的优质蛋白质，18% 的脂肪（其中以有益人体健康的不饱和脂肪酸为主），还含有多种矿物质和维生素。所以说，豆浆是牛奶的最好替代品。

二、赤色果蔬

——养心补血、通利血脉

中医认为，五色对应五脏，赤色主心，因此多食赤色果蔬可以补心血，强五脏。

◉ 胡萝卜

胡萝卜含有很高的维生素 B、C，同时又含有一种特别的营养素——胡萝卜素，胡萝卜素对补血极有益，用胡萝卜煮汤，是很好的补血汤饮。此外番茄、红辣椒、红薯等赤色食品，富含 β - 胡萝卜素，不仅能清除人体自由基，而且对人体上皮组织和呼吸道黏膜有很强的保护作用。气候严寒的冬日，人体的免疫功能较低，容易患上感冒发热等疾病，多吃赤色食品可加强免疫力，防止感冒。

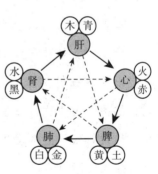

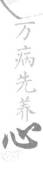

◎ 龙眼肉

龙眼肉就是桂圆肉，含丰富的铁质、维生素 A、维生素 B 等，补血的同时还能治疗健忘、心悸、神经衰弱和失眠症。龙眼汤、龙眼胶、龙眼酒之类也是很好的补血食物。

◎ 樱桃

樱桃色泽红艳光洁，自古就是美容果，古医籍称它能"滋润皮肤""令人好颜色，美态"。樱桃含铁极其丰富，每百克鲜果肉中铁含量是同量草莓的 6 倍，枣的 10 倍，山楂的 13 倍，苹果的 20 倍，居各种水果之首。此外，樱桃的蛋白质、糖、钙、磷、维生素 B、维生素 C 及胡萝卜素的含量也比较丰富。

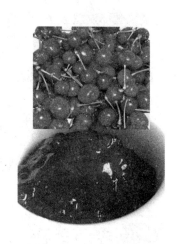

人在疲劳的情况下，血液中铁含量减少，供氧不足及血液循环不畅。而樱桃的铁质非常丰富，常食用可缓解气血亏虚导致的身体虚弱、面色无华、体倦乏力等症状。而气色好才能使肌肤表现出健康状态。

青春期女孩生长发育旺盛，机体对铁的需求量大，加上月经来潮，容易发生缺铁性贫血；妊娠、哺乳期妇女要供给胎儿或婴儿营养物质，对铁的需要量也大大增加；老年妇女胃肠道吸收功能减退，造血功能衰弱，也会导致贫血的发生。女性的生理特点决定其容易缺血贫血，食用樱桃效果良好。

樱桃生食或煎汤饮用，能补脾益气，可以治疗病后体弱、食欲不振、失眠等症。最简单的方式就是榨成樱桃汁，经常饮用不仅能延长睡眠时间，还能提高睡眠质量。

樱桃汁做法：准备樱桃 80 克以及冷开水 1 杯。将樱桃洗净后去核，放入果汁机中加冷开水搅成樱桃汁，可加适量白糖调味。

除榨汁外，樱桃还可以做成果酱食用，营养丰富，口味独特。

樱桃果酱做法：鲜樱桃 1000 克，洗净，加水 200 毫升，煮烂去渣，加入白糖，拌匀，加热浓缩成酱，每日早晚各服一次，每次 1 ~ 2 匙。

三、益人干果
——补心补脑

1. 核桃——补心健脑的上品

一提到核桃，大家马上会联想到核桃具有补脑的功效。不错，核桃形状像极了大脑，连上面的纹路都与大脑上的沟壑相似。中国古人取类比象，认为核桃具有补脑益智的功效。事实上，我国栽种和食用核桃已有上千年的历史，但核桃最初却是"进口"的。公元 3 世纪张华著的《博物志》一书中，就有"张骞使西域，得还胡桃种"的记载。核桃的故乡是亚洲西部的伊朗，汉张骞出使西域时传入我国。现今核桃分布我国各地，培育了许多优质核桃新品种。核桃，既可以生食、炒食，也可以榨油、配制糕点、糖果等，不仅味美，而且营养价值很高，被誉为"万岁子""长寿果"。

核桃中含有丰富的亚油酸，能改善血液的流变性能，能预防动脉硬化、胆固醇升高和血脂异常等。核桃又有"天然维生素 E"之称，维生素 E 是一种自由基清除剂，对消除细胞膜过氧化脂质，软化血管，延缓衰老有重要作用。此外，核桃中还含有人体不可缺少的微量元素锌、锰、铬等，这几种微量元素与保持心脏的健壮、维持内分泌的正常功能、抗衰老都有着密切的关系。研究表明，在对心脏有益的食物中，核桃排在首位。所以，核桃是闲暇之余很好的休闲干果。

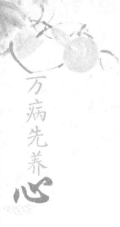
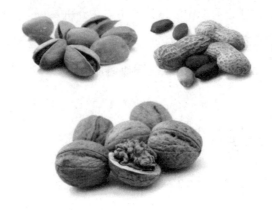

2. 花生——护心果

还记得小学课本里的那篇许地山先生的《落花生》吗？花生被赋予"生长在地下，外表虽然不好看，可是很有用"的特点，虽然其貌不扬，却给人类带来了丰富的营养，几千年来深受人们的喜爱。

花生在我国被誉为"长寿果"，很早就被食用。《本草纲目》记载："花生悦脾和胃，润肺化痰，滋养补气，清咽止痒。"花生老少均可食用，病后体虚、手术病人恢复期以及妇女孕期产后进食花生均有补养效果。

近年来，国外的专家对花生的研究取得了引人注目的进展。花生对保护心脏、预防心血管疾病有很好的效果。其实，花生中含有和红酒相同的抗氧化剂白藜芦醇，这是一种很强的抗氧化剂，对血管的健康非常重要。而同时，花生中还含有少量的其他抗氧化剂异黄酮和皂苷，对控制胆固醇水平能起到辅助作用。所以，多吃花生能降低血液总胆固醇和有害胆固醇，而对有益胆固醇却不会造成破坏。甚至美国宇航局都将花生定为航天食品之一。

大家都知道，橄榄油中含有极为丰富的不饱和脂肪酸。但美国营养专家的最新研究发现，花生也含有丰富的不饱和脂肪酸，这种不饱和脂肪酸有什么作用呢？食用橄榄油可使心血管疾病发生的概率降低25%，食用花生油及花生制品可使心血管疾病发生的概率降低21%。花生油几乎同橄榄油一样，在防止心血管疾病方面可发挥有效的作用。

　　既然花生具有这么多好的功效，应该怎样食用最方便吸收呢？在花生的诸多吃法中以炖吃为最佳。这样既避免了招牌营养素的破坏，又具有口感潮润、入口好烂、易于消化的特点。将花生连红衣一起与红枣配合食用，既可补虚，又能止血，最宜于身体虚弱的出血病人。当然，食用花生也有一些禁忌，花生炒熟或油炸后，性质热燥，不宜多食。花生含油脂多，消化时需要多耗胆汁，故胆病患者不宜食用。花生能增进血凝，促进血栓形成，故血黏度高或有血栓的人不宜食用。另外，花生霉变后含有大量致癌物质——黄曲霉素，所以霉变的花生千万不要吃。

3. 开心果——让身体愉悦

　　人们常常赞美那些幽默乐观而有热情的孩子："你真是我们的开心果！"没错，开心果树原生活在亚热带，生命力顽强，生性"乐观"，夏季能抗40℃高温，冬季能耐短暂的 −30℃严寒。开心果果仁正像它果树的品格一样，有解郁除烦的功效。开心果的果仁营养极为丰富，富含纤维、维生素、矿物质和抗氧化元素，具有高纤维、低脂肪、低卡路里的显著特点。

　　开心果具有几大功效：第一，保护心脏。因为它富含精氨酸，不仅可以防止动脉硬化的发生，有助于降低血脂，还能降低心脏病发作危险，降低胆固醇，缓解急性精神压力反应等。第二，可以保护视力。开心果紫红色的果衣，含有花青素，这是一种天然抗氧化物质，而翠绿色的果仁中则含有丰富的叶黄素，它不仅仅可以抗氧化，而且对保护视网膜也很有好处。最适合天天面对电脑的办公室白领和寒窗苦读的学生保护视力。第三，控制体重。许多人觉得开心果也属于坚果类，含油脂多，很容易长胖，怎么可能帮助控制体重？这是一种误解。因为吃饱的感觉通常需要 20 分钟，吃开心果可以通过剥壳延长食用时间，让人产生饱腹感和满足感，从而帮助减少食量和控制体重。由于开心果中含有丰富的油脂，因此有润肠通便的作用，有助于机体排毒。经常便秘、长期面部痤疮、想要减肥的女性可以选择开心果作为辅助餐点。

开心果又是滋补食药，味甘无毒，温肾暖脾，调中顺气，能治疗神经衰弱、浮肿、贫血、营养不良、慢性泻痢等症。此外，墨西哥饮食专家最近指出，将开心果的果仁和薄薄的内果皮一起食用有助于调节血液中的葡萄糖含量。开心果所含的纤维在人体肠道内可以延缓糖分进入血液，从而避免血液中葡萄糖浓度过高威胁人体健康。而对糖尿病患者来说，适量食用开心果还有助于防止糖尿病的并发症。

四、高血压患者的私房菜

高血压患者常常自诉有头晕、目赤肿痛、口苦口干等通常所说的"火大"的症状，这是因为阴虚上亢的缘故，就好比我们生一堆火，当柴火不足，快要烧完的时候，火苗会突然变大，火星烧得很高，这就是人体的阴液不足，阳气浮于上的表现，因此我们就要"滋阴降火"。一是要吃败火的苦寒食物，像决明子能清肝火，菊花能疏散风热、清肝热，芹菜富含蔬菜纤维，也有降火降血脂的作用；二是要多吃能够滋养阴液的食物，像粳米、葛根等可以生津，又能健脾，是高血压患者最佳的食物。

◎决明子罗布麻茶

材料：决明子 12 克，罗布麻 10 克。

做法：二药以沸水冲泡 15 分钟后即可饮用，每日代茶频饮。

功效：决明子清肝明目，罗布麻平抑肝阳、清热、利尿，二者入药一起泡饮，可以清火降压，强心利尿。适用于高血压病伴头晕目眩、烦躁不安，属肝阳上亢类型者。

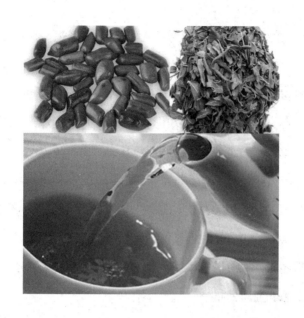

◎ 菊花山楂决明饮

材料：菊花 10 克，生山楂片 15 克，决明子 15 克。

做法：把以上 3 味放入锅内，加适量清水煮沸后再用小火煮 15 分钟，去渣，代茶饮，可加适量白糖。

功效：菊花山楂决明饮具有疏风散热平肝、润肠通便降压的作用，适用于头晕、头痛、烦躁易怒者，或高血压所致头晕目眩、失眠多梦，属肝肾阴虚、肝阳上亢者。属于阴阳两虚型者则不宜用寒凉的菊花，痰湿型、血瘀型高血压病患者也不宜用菊花，否则降血压效果不佳。山楂有缓慢而持久的降低血压的功效，可降低胆固醇和甘油三酯，防止动脉粥样硬化，而且还可舒张冠状动脉，增加心肌收缩力，对抗心律失常，是预防和治疗心脑血管病的"全能选手"。

◎ 红萝卜海蜇粥

材料：红萝卜 120 克，海蜇皮 60 克，粳米 60 克，盐 3 克。

做法：

① 将红萝卜削皮切片；海蜇皮漂净，切细条；粳米洗净。

② 三物一起放入锅内，加清水适量，文火煮成粥，粥成后加盐等调味品调味。早晚餐或作点心食用。

功效：红萝卜海蜇粥可以清热化痰消滞，开胃健脾。适用于高血压病、冠心病属痰热者，症见头胀、眩晕、胸闷心烦、口干咽燥、大便干结，亦可用于慢性支气管炎属痰热者；腹泻脾胃虚寒者不宜食用本品。萝卜其性凉味辛甘，可消积滞、化痰清热、下气宽中、解毒。常吃萝卜可降低血脂、软化血管、稳定血压，预防冠心病、动脉硬化、胆石症等疾病。海蜇具有清热、化痰、消积、通便之功效，用于阴虚肺燥、高血压、痰热咳嗽、哮喘、瘰疬痰核、食积痞胀、大便燥结等症。粳米能提高人体免疫功能，促进血液循环，从而减少患高血压的机会。

葛根薏苡仁粥

材料：葛根 120 克，薏苡仁 30 克，粳米 30 克，盐 1 克。

做法：

① 将葛根去皮，洗净，切片；生薏苡仁、粳米洗净。

② 把全部用料一齐放入锅内，加清水适量，文火煮成稀粥。

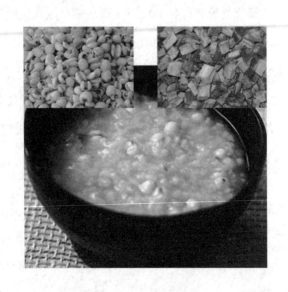

功效：葛根薏苡仁粥可以清热利尿，适用于高血压病、冠心病属肝阳亢盛或痰湿盛者，症见头晕头胀、胸闷心烦、口苦咽干、肢体麻木、小便不利，亦可用于风湿性关节疼痛属湿热者；肾虚高血压病不宜食用本品。葛根能改善心肌的氧代谢，对心肌代谢产生有益作用，同时能扩张血管，改善微循环，降低血管阻力，使血流量增加，故可用于防治心肌缺血、心肌梗死、心律失常、高血压、动脉硬化等病症。薏苡仁可起到扩张血管和降低血糖的作用，尤其是对高血压、高血糖有特殊功效。

◎ 肉炒蒜苗

材料：蒜苗 150 克，瘦猪肉 100 克，植物油 30 克，酱油 5 克，盐 2 克，味精 1 克。

做法：

① 将猪肉切成肉丝，将蒜苗洗净，切成 3 厘米长的段。

② 油锅烧热，加入蒜苗、盐，翻炒蒜苗至半熟时盛在碗里。

③ 烧热剩下的油，加入肉丝、酱油，炒至半熟，将蒜苗倒入同炒至熟，味精调味即可。

功效：高血压患者应控制食盐摄入量，并适量补钾、补钙，蒜苗富含钾钙，且具有明显的降血脂及预防冠心病和动脉硬化的作用，并可防止血栓的形成。另外，蒜苗还可以杀菌抗炎，预防流感和肠道感染，是很好的天然"抗生素"。

◎ 芹菜炒肉片

材料：芹菜 2 ~ 3 棵，瘦肉 100 克，生姜 3 片，酱油、盐适量。

做法：

① 摘取芹菜秆，掐掉有叶子的一头，再把芹菜根切掉，洗净，然后切成小段。瘦肉则切成小片。

② 在锅内放油，待油热后，将姜爆炒，下芹菜段，加盐，炒熟后

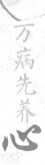

装盘。

③ 在锅内放油，下瘦肉片，放酱油一小勺，翻炒至肉片将熟，再把炒好的芹菜重新倒入锅内和瘦肉一起炒。肉片熟了马上起锅，装盘。

功效：芹菜炒肉片清热平肝、芳香健胃，适用于高血压病、高脂血症属肝阳亢盛型，症见眩晕、头痛、口干、口苦、小便短赤等。芹菜含有蛋白质、脂肪、碳水化合物、纤维素、维生素、矿物质等营养成分。其中，维生素 B、P 的含量较多。矿物质元素钙、磷、铁的含量更是高于一般绿色蔬菜，对防治糖尿病、贫血、血管硬化和月经不调、白带过多等妇科病也有一定的辅助疗效。加上瘦肉，可谓色香味俱全。

◉ 荠菜小豆腐汤

材料：荠菜 250 克，豆腐 1 块，植物油、细盐、黄酒、淀粉芡、味精各适量。

做法：

① 荠菜留根，除去黄叶、杂质，洗净，滤干，切碎，备用。豆腐切成小方块，备用。

② 起油锅，放植物油 2 匙。用大火将油烧热后，倒入荠菜，翻炒 3 分钟（菜未熟），盛起，待用。

③ 起汤锅，放淡肉汤或清水 1 大碗，加细盐和豆腐块。将水煮沸后，加黄酒少许，倒入荠菜。再烧 5 分钟，至荠菜已熟，但未发黄时，徐徐倒入淀粉芡，加味精，搅拌调匀，沸后，盛碗。佐膳食。喜酸味者，可加米醋少许，对本病有益。

功效：荠菜小豆腐汤具有补虚益胃、利肝明目、降压止血、清热凉血的功效，是高血压病、动脉硬化、眼底出血等患者的优良汤菜。此方用荠菜与豆腐相配，加上调料，绿白相间，色鲜味美，营养丰富。

注意事项：此食疗方不宜久烧久沸。

高血脂患者的私房菜

　　高血脂患者常常体型较胖，这是过度的脂肪堆积。想象一下，如果我们有一把放大镜，能够进入高血脂患者的人体去窥探血管，你就会发现在大大小小的血管的管壁上附着了厚厚的一层油脂，血液变稠变厚，流动缓慢，这就好比我们的下水管道，每日流入各种各样的食物残渣，日积月累，诸多的垃圾黏附在管壁上，可以流通的管道越来越窄，直至最后狭窄、堵塞。要想消除高血脂患者长期以来积累的油脂垃圾，一方面要加强锻炼，增强肝脏的代谢排毒；另一方面应改变高油高盐的饮食习惯，减少"垃圾"摄入。

◎ **山楂消脂饮**

　　材料：山楂50克，荷叶15克，鲜槐花20克，决明子10克，白糖适量。

　　做法：

　　① 将山楂洗净，切成薄片；荷叶洗净剪成小块；鲜槐花、决明子分别洗净沥干。

　　② 将上述几味水煎2次，每次用水500毫升煎半小时，2次煎液混合，去渣。加入白糖，调匀。分3次服用。

　　功效：山楂消脂饮适用于高脂血症、高血压患者。山楂消肉食油腻，决明子润肠通便，配荷叶清利湿热，三者同用还有减肥瘦身的功效，是肥胖人群的天然减肥佳品。

◎ **香菇木耳瘦肉粥**

　　材料：瘦肉100克，香菇50克，木耳50克，粳米60克，芹菜、虾干各30克，红葱头2～3粒，粳米50克，酱油1小匙，胡椒粉1/8小匙。

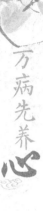

做法：

① 虾干、红葱头、芹菜洗净，分别切细末；香菇、木耳泡软，去蒂、切丝；瘦肉切丝，放入碗中加一半酱油拌匀备用。

② 粳米洗净，放入锅中，加2杯半水大火煮滚，改小火煮成半熟稀饭。

③ 锅中倒入1/2大匙油，放入红葱头以中火爆香，加入香菇、木耳和剩余的酱油快炒，最后加入肉丝、虾干炒熟，盛起，加入半熟稀饭以中火煮开之后以小火慢煮约15分钟，再加入胡椒粉及芹菜末，即可食用。

功效：香菇木耳瘦肉粥可以补益脾胃、润燥，防治高血压病、高脂血症、动脉粥样硬化症，亦可用于肿瘤的防治。脾胃虚寒、外感发热者不宜食用本品。香菇中含有嘌呤、胆碱、酪氨酸、氧化酶以及某些核酸物质，能起到降血压、降胆固醇、降血脂的作用，又可预防动脉硬化、肝硬化等疾病。

◉ 洋葱炒肉片

材料：猪瘦肉60克，洋葱320克，水淀粉3克，盐3克，味精1克，酱油5克。

做法：

① 将洋葱洗净，切片；猪瘦肉洗净，切片，用盐、酱油腌制备用。

② 起油锅，下洋葱炒香，加盐、酱油，下猪瘦肉炒熟，下水淀粉、味精略炒即可，随量食用。

功效：猪瘦肉具有补肾养血、滋阴润燥的功效；洋葱具有发散风寒、抵御流感、强效杀菌、增进食欲、促进消化、扩张血管、降血压、预防血栓、降低血糖、防癌抗癌、清除自由基、防治骨质疏松症和感冒的功效。

◉ 首乌黑豆炖甲鱼

材料：首乌30克，黑豆60克，甲鱼（鳖）1只，红枣6枚，生姜3片。

做法：将甲鱼洗净内脏，切块，略炒，同黑豆、首乌、红枣（去核）、生姜一起放进盅内隔水炖熟。调味后，饮汤吃肉佐膳。

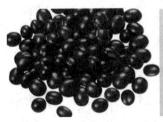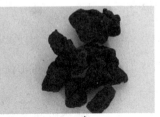

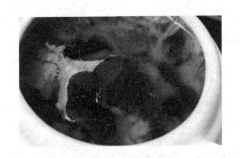

功效：首乌黑豆炖甲鱼可以补益肝肾，消瘀降脂，适用于高脂血症、冠心病、慢性肝炎等病。首乌"养血益肝，固精益肾，健筋骨，乌须发，为滋补良药，不寒不燥"，能从改善胆固醇的吸收代谢等多方面防治高脂血症及动脉硬化症，并能降低血液的高凝状态，与补肾滋阴之黑大豆、甲鱼合用，对肝肾阴虚之脂肪肝效果较好。

山楂决明荷叶瘦肉汤

材料：瘦猪肉 250 克，山楂 30 克，决明子 30 克，荷叶 30 克，枣干 20 克。

做法：

① 将山楂、决明子、红枣洗净；鲜荷叶洗净，切片；猪瘦肉洗净。

② 把全部用料一齐放入锅内，加清水适量，武火煮沸后，文火煮一小时，调味即可。

功效：山楂决明荷叶瘦肉汤可以清肝泻热，适合高血压病属肝阳亢盛型者，症见头痛而眩、心烦易怒、夜睡不宁、面红口苦、大便干结、脉弦有力，亦可防治动脉硬化、高脂血症及肥胖病；脾肾阳虚者不宜饮用本汤。其中的山楂能防治心血管疾病，具有扩张血管、增加冠脉血流量、改善心脏活力、兴奋中枢神经系统、降低血压和胆固醇、软化血管、利尿和镇静作用；山楂酸还有强心作用，对老年性心脏病也有益处。决明子质润，可升可降，具有清肝明目、润肠通便的功效。荷叶清香升散，具有消暑利湿、健脾升阳、散瘀止血的功效。

◎ 豆腐冬菇瘦肉汤

材料：豆腐 200 克，猪肉（瘦）250 克，冬菇 30 克，枣（干）30 克，姜 5 克，盐 3 克，味精 1 克。

做法：

① 将冬菇用清水浸发，剪去菇脚，洗净，豆腐切块，红枣、猪瘦肉洗净。

② 把猪瘦肉、冬菇、红枣、生姜一齐放入锅内，加清水适量，武火煮沸后，文火煮一小时，下豆腐再煮半小时，加盐、味精调味即可。

功效：豆腐冬菇瘦肉汤具有补益脾胃、滋阴润燥的作用，适于高脂血症、高血压病属气阴两虚者，症见面色萎黄、饮食减少、神倦乏力，亦可用于产后体弱。脾胃虚寒之腹胀，不宜饮用本汤。豆腐能保护血管内皮细胞不被氧化破坏，常食可保护血管系统；其所含的丰富的大豆卵磷脂有益于神经、血管、大脑的发育生长，大豆蛋白能恰到好处地降低血脂，保护血管细胞，预防心血管疾病。

六、冠心病患者的私房菜

对于冠心病患者来说，饮食方面平时一是控制血脂和血压，多食降脂降压的食物，像菊花、山楂；二是多食清热解毒、养阴败火之品，像莲子、玉竹。

◎ 玉米须菊花茶

材料：玉米须 30 克，菊花 5 朵。

做法：每天早晨把玉米须洗净后放入水杯中，像泡茶一样将玉米须冲好，往杯子里加入小菊花，盖上盖子泡着，代茶饮，不拘时。

功效：玉米须有利尿、降压、利胆和止血等保健作用，其水煎剂的利尿作用虽不及西药来得快，但作用却比较持久；高血脂、高血压、高血糖的病人喝了，可以降血脂、血压、血糖。另外，玉米须的利尿作用，可以增加氯化物排出量，其利尿作用是肾外性的，所以对各种原因引起的水肿都有一定的疗效。

◎ 胡桃肉山楂茶

材料：胡桃仁 150 克，山楂 50 克，白糖适量。

做法：

① 将胡桃仁浸泡洗净，加适量清水，用石磨磨成浆，装瓶，加适量清水稀释。

② 山楂洗净入锅，加适量清水，用中火煎熬 3 次，每次 20 分钟，过滤去渣取浓汁约 1000 毫升。

③ 把锅洗净后置于火上，倒入山楂汁，加入白糖搅拌，待溶化后入胡桃浆，搅拌均匀，烧至微沸出锅。每日服用 100 ~ 120 毫升，每日 2 ~ 3 次，代茶饮。

功效：胡桃肉山楂茶可以益肾补虚，适用于冠心病、高血压、高脂血症、老年便秘等患者，也可用于肺虚咳嗽、气喘、肾虚阳痿、腰痛、津亏口渴、便秘、食积纳差、嗳腐、血滞经少、腹痛等症患者的食疗。

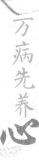

◎ 玉竹莲子瘦肉粥

材料：瘦肉 500 克，粳米 50 克，玉竹 30 克，莲子 50 克，百合 30 克，枣（干）20 克，盐 4 克。

做法：

① 将玉竹、莲子、百合、红枣洗净，粳米洗净，瘦肉洗净，切块。

② 米放入锅中加 2 杯半水大火煮滚，改小火煮成半熟稀饭，把全部用料一齐放入锅内，加清水适量，武火煮沸后，文火煮 3 小时，调味即可。

功效：玉竹莲子瘦肉粥具有补气健脾、养心安神的作用，适合高血压病、冠心病属心脾两虚者，症见心悸、心慌、失眠、多梦、饮食减少、体倦乏力，亦可用于神经衰弱之失眠心悸。肝阳上亢型高血压见心悸、失眠者不宜饮用本粥。

◎ 西洋参田七炖鸡肉

材料：鸡肉 120 克，西洋参 10 克，田七 3 克。

做法：

① 先将西洋参洗净，切片；田七洗净，切片；鸡肉洗净，切粒。

② 把全部用料一起放入炖盅内，加开水适量，炖盅加盖，文火隔开水炖 2 ~ 3 小时。随餐饮汤食肉。

功效：西洋参田七炖鸡肉具有补气养阴、化瘀止痛的作用，用于冠心病、心绞痛或心律不齐属气阴两虚、心血瘀阻者，症见心悸气短，体倦汗出，口渴咽燥，心区刺痛，时发时止，夜间尤甚，睡眠不安，心中烦热，舌淡有瘀斑瘀点，脉细弱或结代。心阳虚之心绞痛者不宜饮用本汤。

◎ 木耳炒豆腐

材料：黑木耳 150 克，豆腐 60 克，青椒 1 个，胡萝卜丁、生抽、盐、鸡精、姜末、蒜片、葱花适量。

做法：

① 将黑干木耳提前用开水发好、洗净、摘好备用；取传统卤水豆腐切片过油炸至金黄色，将炸好的豆腐切段。

② 上锅热油，下入葱姜蒜炝出香味，加入木耳、炸豆腐、青椒、胡萝卜，翻炒几下，再淋入生抽、盐、鸡精，快速翻炒至匀，出锅装盘即可食用。每日吃 1 次，佐餐，常服有益。

功效：木耳炒豆腐可以益气活血，用于冠心病的治疗和预防。黑木耳含较多的微量元素及维生素 B_1、B_2、胡萝卜素、甘露糖、戊糖、木糖、卵磷脂、脑磷脂、钙、铁等，有防止血液凝结、预防心脑血管疾病及通便的作用。中医认为，黑木耳性平味甘，有补气、益智、生血功效，对贫血、腰腿酸软、肢体麻木有效。

◎ 山楂山药枸杞兔肉汤

材料：兔肉 500 克，枸杞子 15 克，山楂子 30 克，淮山药 30 克，红枣 4 个。

做法：

① 将枸杞子、山楂子、淮山药、红枣（去核）洗净；将兔肉洗净，切块，去油脂，焯去血水。

② 把全部用料一起放入锅内，加清水适量，武火煮沸后，文火煲 2 ~ 3 小时，调味即可。随餐饮汤食肉。

功效：山楂山药枸杞兔肉汤具有养阴补血、活血化瘀的作用，适用于冠心病、动脉粥样硬化属阴虚血瘀者，症见眩晕耳鸣，腰膝酸软，睡眠欠佳，五心烦热，健忘失眠，或胸区不舒，甚则胸痛，脉细涩。

◎ 黄芪鲤鱼汤

材料：鲤鱼 500 克，黄芪 50 克，糯米 30 克，姜 5 克。

做法：

① 将黄芪、糯米洗净；将鲤鱼去鳞、鳃及肠杂，洗净，把糯米放入鱼肚内；姜切片。

② 起油锅，下入姜和鲤鱼，爆至微黄，盛出。

③ 把鲤鱼与黄芪一齐放入锅内，加清水适量，武火煮沸后，文火煮3小时，调味即可。

功效：黄芪鲤鱼汤可以补气健脾、利水消肿，适用于心脏病属脾虚者，症见浮肿，小便不利，食欲减少，心悸，头晕；亦可用于营养不良性水肿，慢性心力衰竭之心悸、尿少、水肿等。湿热内蕴或水肿属实证者不宜饮用本汤。

◎ 丹参糖水

材料：丹参片15克，冰糖适量。

做法：

① 把丹参略微清洗，去除表面的杂质灰尘等。

② 把丹参放入汤锅中，加入适量水，大火煮沸后改成小火煎煮30分钟。

③ 加入冰糖待其融化即可。

功效：丹参具有活血调经、祛瘀止痛、凉血消痈、清心除烦、养血安神等功效。丹参中含有黄酮类化合物、有机酸、生物碱等成分，有助于扩张冠状动脉，增加冠脉血流量，调节心率，改善心功能。同时，还有助于防治血栓、高血脂、高血压和动脉硬化等。

七、简单易学护心养心的花样米饭

1.消脂护心的扁豆饭、南瓜饭

随着现代生活节奏加快，饮食结构多样化，食物变得更美味可口，却也带来了高油高脂的弊端，人们的腰围也日渐增宽，如何吃得营养健康，又不必担心会长胖？现在我们介绍几种花样米饭，在日常生活中简便易行，却有健脾消脂的作用。

◎ 补脾减脂扁豆饭

材料：大米，扁豆，胡萝卜，黑芝麻，枸杞，盐，鸡精，胡椒粉，葱，姜，蒜。

做法：

① 扁豆洗净撕去筋对切；胡萝卜洗净去皮切小块；葱、姜、蒜洗净切碎；枸杞用水泡一下。黑芝麻洗净，放入微波炉，中火 1 分钟。

② 锅里热油，放姜、蒜碎爆香，放入胡萝卜煸炒一会儿，放入扁豆煸炒，至六分熟，如果太干，喷点水，放盐、胡椒粉，炒匀关火。

③ 米洗净，放电饭煲煮至水将收干，放入炒好的扁豆、胡萝卜，加入枸杞，焖 10 ~ 15 分钟，放点鸡精搅拌匀，撒上黑芝麻、葱花，即可。

功效：扁豆含有多种维生素和矿物质，经常食用能健脾胃，增进食欲。夏天多吃一些扁豆有消暑、清口的作用。中医认为，扁豆有调和脏腑、安养精神、益气健脾、消暑化湿和利水消肿的功效。

◎ 补血降糖南瓜饭

材料：南瓜，大米，食油，食盐。

做法：

① 将南瓜去皮去籽后切成小块；大米清洗干净备用。

② 炒锅内倒入食油烧至 7 分热，然后倒入南瓜块翻炒 1 分钟；倒入洗净的大米与南瓜炒匀，然后加入清水，使其刚好没过大米，盖上锅盖转为中火焖 10 分钟，然后打开盖调入盐，翻炒均匀，再次盖上锅盖，用最小火焖 15 ~ 20 分钟收干水分后即可。

功效：南瓜饭可以健脾益气，补血降糖。南瓜有"降糖降脂佳品"之誉，富含瓜氨酸、精氨酸、麦门冬素及维生素 A、B、C、果胶、可溶性纤维素等，其中的果胶能调节胃内食物的吸收速率，使糖类吸收减慢，可溶性纤维素能推迟胃内食物的排空，控制饭后血糖上升。果胶还能和体内多余的胆固醇结合在一起，使胆固醇吸收减少，血胆固醇浓度下降，并减除内脏脂肪。

2. 养心美肤的薏米饭、赤豆饭

许多女性都饱受肌肤暗黄、痤疮的困扰，这或是由于脾虚血少，或是由于湿热郁积，脂肪过剩，下面我们就介绍两种健康的美容饭。

◉ **健脾嫩肤薏米饭**

材料：薏苡仁，虾仁，瘦猪肉，豆腐，水发香菇，胡萝卜，粳米，青豆，生姜，鲜汤，植物油，黄酒，白糖，淀粉。

做法：

① 将薏苡仁洗净，用热水浸一夜后捞起，加水略煮。用生姜汁、黄酒浸虾仁，拌少许淀粉，焯熟。生姜切丝，与瘦肉末拌匀，用油炒熟。香菇、胡萝卜切丝，豆腐切块油炸。粳米淘净。青豆洗净焯熟。

② 将粳米与薏苡仁、香菇一同入锅，加入鲜汤和清水适量，酌加调料，煮饭，饭快熟时加入瘦肉末、虾仁、豆腐，撒入青豆，稍焖即成。

功效：薏米饭具有健脾胃、美肌肤、泽容颜的作用，适用于油脂过剩而致皮肤粗糙者。薏苡仁味甘、淡，性凉，有清热利湿、健脾补肺、润燥美肤等功效。豆腐能清热解毒、和中润燥、宽肠降浊。香菇能健胃益气、滋补强壮。胡萝卜具有健脾、化滞的功能。

◉ **补血养心赤豆饭**

材料：大米，糯米，红豆，盐。

做法：

① 将红豆洗净，在清水中浸泡 2 ～ 3 个小时；将泡好的红豆捞出，放入汤锅中，注入适量清水，煮开后转小火，一直煮到豆子熟就可以了，不必等到豆子开裂，只要熟了就可以关火了。注意煮豆子的红汤不要倒掉。

② 将大米、糯米淘洗干净，放入电饭锅，再放入刚才煮好的豆子，倒入煮豆子的红汤（如果汤不够用了，可再加入一点清水，放入水的量跟平时蒸饭一样），加入 1 小匙盐，拌匀后盖上电饭锅的盖子，开始煮饭。

功效：五色配五脏，红豆颜色赤红，红入心，故李时珍把红豆称之为"心之谷"，强调了红豆的养心功效。其粗纤维物质丰富，可以降血脂、降血压、改善心脏活动功能；同时又富含铁质，能行气补血，适合心血不足者食用。

3. 补精气、安五脏的胡萝卜饭、黑米饭

在米饭中加入补养五脏之品做成的花样米饭，可以帮助体虚之人康复。

◎ 胡萝卜饭安五脏

材料：胡萝卜，大米，盐，味精。

做法：

① 生米淘好，放在电饭锅，加入跟平常煮饭一样多的水，备用。胡萝卜洗净去皮，切丁，锅里放油，将胡萝卜丁下锅炒一会儿，3 分钟左右，加入炒匀，盛出。

② 将炒好的胡萝卜丁放在电饭锅里，平铺在米上面，开始煮饭。饭煮好后，搅拌均匀即成。

功效：由于胡萝卜素是脂溶性维生素，在油中的吸收率比单纯在水

中的吸收率要高 50% 左右。胡萝卜炒的时候可以稍微多放些油。《本草纲目》称胡萝卜为"菜蔬之王"。胡萝卜可补中气、健胃消食、壮元阳、安五脏，治疗消化不良、久痢、咳嗽、夜盲症等有较好疗效，故被誉为"东方小人参"。

◉ 补精明目黑米饭

材料：黑米，大米。

做法：黑米洗净，用清水浸泡一晚；大米洗净。将浸泡好的黑米（连同泡米的水）和大米一起放入电饭煲中（水量和平时焖饭的水量一样），开始煮饭。饭焖熟不要立刻断电，再多焖 10 分钟，然后打开盖子搅拌一下，即完成。

功效：中医认为黑米有显著的药用价值，古医书记载，黑米具有"滋阴补肾，健身暖胃，明目活血"，"清肝润肠"，"滑涩益精，补肺缓筋"等功效；多食黑米能够开胃益中，健脾暖肝，明目活血，滑涩补精之功。

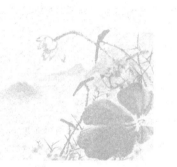

第五章

养心五联法

一、耳疗养心

　　现代医学的研究把耳郭比喻为缩小的人体身形，它与机体内各个器官组织都有一定的联系，人体各器官组织在耳郭的局部皮肤上都有相应的刺激点，一旦器官组织发生病变，耳上的某个特定部位（中医称之为"穴位"）就会产生一定的变化和反应。例如某些冠心病病人的耳垂处可见到一条斜形

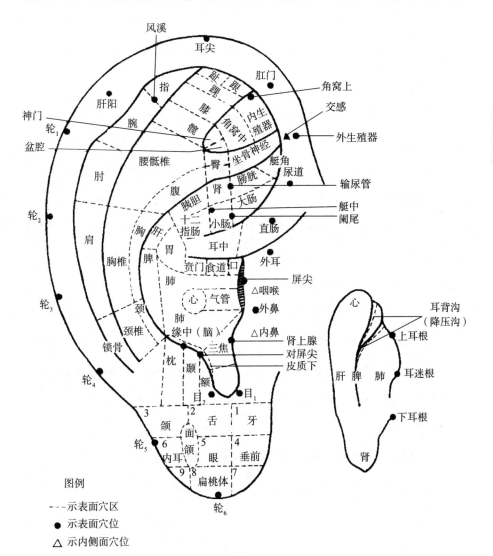

图例

- - - 示表面穴区

● 示表面穴位

△ 示内侧面穴位

的皱痕，此皱痕被称为"冠心沟"。耳垂对血管缺血很敏感，一旦冠状动脉硬化引起冠心病时，耳垂组织也会发生缺血现象，使耳垂皮肤组织发生一定程度的萎缩变化，通过这条斜线状的皱痕出现来诊断冠心病时，准确率可达90% 左右。

经常按摩耳部能疏通经络，运行气血，调理脏腑，达到防病治病的目的。

1. 耳部提拉——养养心

① 提拉耳尖法：用双手拇、食指捏耳上部，先揉捏此处，然后再往上提揪，直至该处充血发热，每次 15 ～ 20 次。

② 上下按摩耳轮，并向外拉：以拇、食二指沿耳轮上下来回按压、揉捏，使之发热发烫，然后再向外拉耳朵 15 ～ 20 次。

③ 下拉耳垂法：先将耳垂揉捏、搓热，然后再向下拉耳垂 15 ～ 20 次，使之发热发烫。

④ 按压耳窝：先按压外耳道开口边的凹陷处，此部位有心、肺、气管、三焦等穴，按压 15 ～ 20 下，直至此处明显发热、发烫，然后再按压上边凹陷处，同样来回摩擦按压 15 ～ 20 次。

以上介绍的耳部四种按摩手法，基本上将耳部各处都按摩到了，按摩的程度一定要有发热、发烫的感觉，这样就明显地促进了耳部的血液循环，这种治疗的信息就会通过体内的传导经络，传导到相应的脏腑，改善相应脏腑的功能，起到治病和保健的作用。尤其对心血管有保护作用，经常按压可以养心保心。

此套方法可以在每天睡觉前和起床后坐在床上做两次，方法很简单却起到了全身保健治病的效果，只要长期坚持对耳部的按摩，几个月后就可以见到明显的效果。

2. 耳豆贴压——调理气血，防治心病

耳豆贴压又称"耳穴埋豆"。具有操作安全、无创痛、无损伤等优点。

"压豆"之豆豆的选择：王不留行子或者与其大小、硬度、光滑度等类似、无副作用的油菜子、莱菔子、小绿豆、六神丸、磁珠等均可使用。需要注意的是，耳穴一般都是一个区域而不是一个点，在这个区域内用探针或指尖仔细寻找，会发现某一个点的压痛比较剧烈，这就是我们要找的穴点。

压豆保健操作步骤：首先定穴，双侧耳穴交替应用，以患侧的耳穴为主。将"压豆"固定于0.5cm×0.5cm的胶布中，用一手固定耳郭，另一手持镊子将其贴敷于耳穴表面并按压，以有痛感或热胀感为宜。每日自行按压3次，每次1分钟左右，刺激强度视具体情况而定，可埋豆3～5天。

① 高血压病

取穴：心、肝、降压沟、神门、角窝上、内分泌、皮质下。

② 低血压

取穴：肾、肾上腺、升压点、交感、缘中、心、内分泌、皮质下。

③ 冠心病

取穴：心、神门、皮质下、交感、小肠。

④ 心律失常

取穴：心、交感、皮质下、神门、内分泌、缘中。

⑤ 病毒性心肌炎

取穴：心、小肠、交感、肺、神门、耳尖。

⑥ 心脏神经官能症

取穴：心、内分泌、交感、脑干、神门、肝。

⑦ 失眠

取穴：心、肾、神门、皮质下。

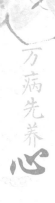

二、足疗养心

现在人们生活质量提高了，生活压力大，许多人愿意做做足疗，放松自己。足疗作为中医按摩的一个分支，一直流传至今，确有它独到之处。

1. 足浴疗心病——调整阴阳，调养五脏

经络学说中连接人体五脏六腑的足三阴经、足三阳经、阴维脉、阳跷脉起止于脚上，并与脚上的66个穴位（占全身穴位总数的10%）相贯通，这些穴位又是这6条经络的根本。经络是人体运行气血、联络脏腑、沟通内外、贯穿上下的通道，能使人体保持着有规律而协调统一的整体生命活力。中医学早就有"上病下取，百病治足，内病外治，头病医脚"之说，人体五脏六腑在足部都有相应的"投影"，常洗脚能刺激足部穴位，以激发经络的调控作用，足部的经络得以疏通，气血运行得以流畅，从而可促进人体正常生理功能的恢复，以调养五脏六腑，使人体阴阳失调的状态得到改变。

◎ **高血压病**

药方：吴茱萸、桃仁、丹参、夏枯草、川牛膝各10～15克。

用法：上药加清水2000毫升，煎至1500毫升，将药液倒入脚盆内，待药温40～50摄氏度时，先用消毒毛巾蘸药液擦洗双脚数分钟后，再将双足浸泡在药液中30分钟。每日浸足1～2次。洗后卧床休息1～2小时，每剂可用2次。

◎ 低血压

药方：桂枝、肉桂各 30 克，炙甘草 15 克。

用法：上药加清水 2000 毫升，煎至 1500 毫升，将药液倒入脚盆内，待药温 40 ~ 50 摄氏度时，先用消毒毛巾蘸药液擦洗双脚数分钟后，再将双足浸泡在药液中 30 分钟。每日浸足 1 ~ 2 次。洗后卧床休息 1 ~ 2 小时，每剂可用 2 次。

◎ 失眠

药方：夜交藤 60 克，炒枣仁、合欢皮、柏子仁、丹参各 15 克。

用法：上药加清水 1500 毫升，煮沸 10 分钟，将药液倒入脚盆内，待药温 40 ~ 50 摄氏度时，再将双足浸泡在药液中 30 分钟。每日浸足 1 ~ 2 次。

◎ 冠心病

药方：薤白、瓜蒌、半夏各 30 克，白胡椒、细辛各 9 克，丹参 30 克，乳香、没药、冰片各 9 克。

用法：上药加清水 1500 毫升，煮沸 10 分钟，将药液倒入脚盆内，先对准心前区熏蒸，待药温 40 ~ 50 摄氏度时，再将双足浸泡在药液中 30 分钟。每日浸足 2 ~ 3 次，10 天为 1 个疗程。

◎ 风湿性心脏病

药方：牛膝、豨莶草、臭梧桐根、万年青各 30 克，徐长卿、茶树根各 15 克，灯心草 6 克。

用法：上药加清水 1500 毫升，煮沸 10 分钟，将药液倒入脚盆内，待药温 40 ~ 50 摄氏度时，再将双足浸泡在药液中 30 分钟。每日浸足 2 次。

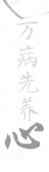

◎ **病毒性心肌炎**

药方：银花、连翘、板蓝根各30克，丹参50克，北五加皮、苦参各9克。

用法：上药加清水1500毫升，煮沸5～10分钟，将药液倒入脚盆内，待药温40～50摄氏度时，再将双足浸泡在药液中20～30分钟。每日浸足1次，10次为1个疗程。

◎ **心动过速**

药方：苦参30克，黄连5克，丹参、酸枣仁各20克，炙甘草5克。阴虚加玉竹10克、生地黄12克；阳虚加肉桂3克、干姜4.5克；气虚加黄芪、党参各15克；血瘀加川芎9克、红花5克；痰阻加石菖蒲5克、郁金10克。

用法：上药加清水700毫升，煮沸10分钟，将药液倒入脚盆内，待药温40～50摄氏度时，再将双足浸泡在药液中20～30分钟。每日浸足1次，5次为1个疗程。

◎ **心动过缓**

药方：桂枝30克，丹参9克，甘草6克，党参15克。

用法：上药加清水500毫升，煮沸5～10分钟，将药液倒入脚盆内，待药温40～50摄氏度时，再将双足浸泡在药液中20～30分钟。每日浸足1次。

◎ **心律失常**

药方：党参30克，丹参30克，益母草15克，炙甘草6克。

用法：上药加清水1000～1500毫升，煮沸5～10分钟，将药液倒入脚盆内，待药温40～50摄氏度时，再将双足浸泡在药液中20～30分钟。每日浸足1～2次。

2. 足穴按压防心病——畅通气血，疏通经脉

双足与人体的脏腑有着特殊的联系，人体脏腑的病理变化，会在足部一定的位置有程度不同的反映。中医认为"有其内必形诸外，治其外必调其内"，当人体内一个脏腑器官有了病变或者功能不正常的时候，在脚上相对应的反射区就会出现气、色、形、态的变化和压痛明显等病理症候。

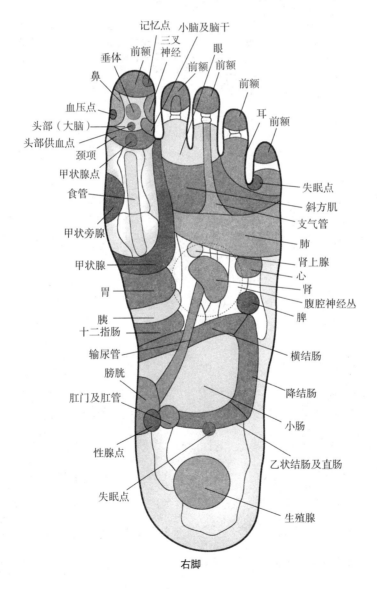

右脚

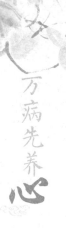

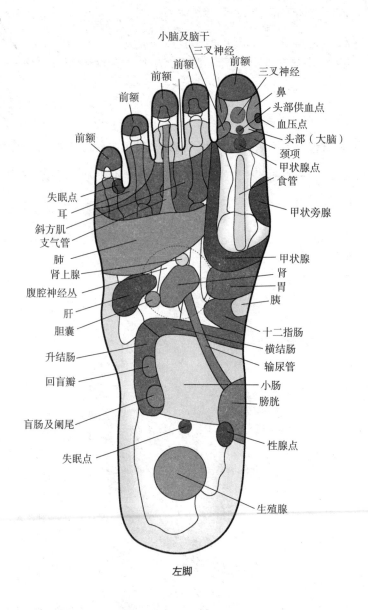

小脑及脑干
三叉神经
前额
前额
前额
前额
前额
三叉神经
鼻
头部供血点
血压点
头部（大脑）
颈项
甲状腺点
食管
甲状旁腺
失眠点
耳
斜方肌
支气管
肺
肾上腺
腹腔神经丛
肝
胆囊
升结肠
回盲瓣
盲肠及阑尾
失眠点
甲状腺
肾
胃
胰
十二指肠
横结肠
输尿管
小肠
膀胱
性腺点
生殖腺

左脚

◉ **高血压病**

取穴：肾、输尿管、膀胱、肾上腺、大脑、小脑及脑干。

操作：以轻度手法揉压肾、输尿管、膀胱、肾上腺反射区各3～5分钟；以中度手法刺激大脑、小脑及脑干反射区各5分钟。每日按摩1次，每次按摩40分钟，10次为1个疗程。按摩完毕后，患者应以热水浸足，并在半小时内喝完200～500毫升温开水。

◉ 低血压

取穴：肾、输尿管、膀胱、大脑、颈项、心、生殖腺（睾丸或卵巢）、腹腔神经丛、上身淋巴结、下身淋巴结。

操作：以轻、中度手法揉压肾、输尿管、膀胱、肾上腺反射区各5分钟；再以轻度手法刺激大脑、颈项、心、生殖腺（睾丸或卵巢）反射区各2分钟，并对检查中疼痛明显的反射区，每一部位继续按揉5分钟。接着以轻、中度手法揉压腹腔神经丛、上身淋巴结、下身淋巴结各3～5分钟。手法以轻柔为主。每日按摩1次，每次按摩30分钟，10次为1个疗程。按摩完毕后，患者应以热水浸足，并在半小时内喝完200～500毫升温开水。

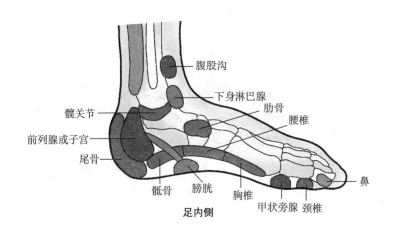

足内侧

◉ 失眠

取穴：肾、输尿管、膀胱、大脑、甲状腺、甲状旁腺、胃、升结肠、横结肠、降结肠、小肠、直肠及肛门。

操作：按揉肾、输尿管、膀胱、大脑、甲状腺、甲状旁腺反射区各5分钟；按压胃、升结肠、横结肠、降结肠、小肠、直肠及肛门反射区各3分钟。每日按摩1～2次，每次按摩50分钟，10次为1个疗程。按摩完毕后，患者应以热水浸足，并在半小时内喝完200～500毫升温开水。

◉ 冠心病

取穴：肾上腺、肾、输尿管、膀胱、心、腹腔神经丛、脾、胃。

操作：用轻度手法按揉肾上腺、肾、输尿管、膀胱反射区各3～5分钟；揉压心反射区5分钟；对腹腔神经丛、脾、胃反射区各揉按3～5分钟。每日按摩1次，每次按摩30～40分钟。按摩完毕后，患者应以热水浸足，并在半小时内喝完200～500毫升温开水。

该病在疼痛发作时，应进行紧急抢救，平时则坚持足部按摩疗法，常可收效。

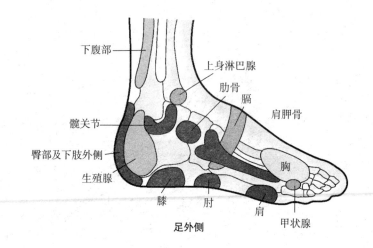

足外侧

◉ 风湿性心脏病

取穴：肾、输尿管、膀胱、肾上腺、腹腔神经丛、心、胆囊、胸、膈。

操作：以中等力度手法揉压肾、输尿管、膀胱、肾上腺、腹腔神经丛反射区各3～4分钟；轻手法刺激心反射区5分钟；再以中、重度手法刺激胆囊、胸、膈反射区各15～30次。每日按摩1次，每次按摩35分钟，10次为1个疗程。按摩完毕后，患者应以热水浸足，并在半小时内喝完200～500毫升温开水。

◉ 病毒性心肌炎

取穴：肾、输尿管、膀胱、腹腔神经丛、心、肺及支气管、胸、膈、大脑、鼻、胸部淋巴结。

操作：以轻手法刺激以上反射区各 3 ~ 5 分钟。每日按摩 1 次，每次按摩 30 分钟，10 次为 1 个疗程。按摩完毕后，患者应以热水浸足，并在半小时内喝完 200 ~ 500 毫升温开水。

◉ 心动过速

取穴：肾、输尿管、膀胱、肾上腺、腹腔神经丛、心、甲状腺。

操作：以轻手法刺激肾、输尿管、膀胱、心反射区各 3 分钟；以轻、中度手法刺激肾上腺、腹腔神经丛、甲状腺反射区各 3 ~ 5 分钟。每日按摩 1 次，每次按摩 30 分钟，10 次为 1 个疗程。按摩完毕后，患者应以热水浸足，并在半小时内喝完 200 ~ 500 毫升温开水。

◉ 心动过缓

取穴：肾、输尿管、膀胱、腹腔神经丛、心、大脑、胸、胸部淋巴结。

操作：以轻手法刺激以上反射区各 2 ~ 5 分钟。每日按摩 1 次，每次按摩 30 分钟。按摩完毕后，患者应以热水浸足，并在半小时内喝完 200 ~ 500 毫升温开水。

◉ 心律失常

取穴：心、肾、输尿管、膀胱、小肠区。

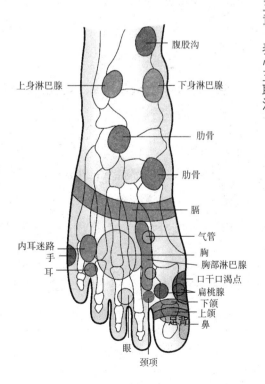

操作：以轻手法，重点按摩心、肾反射区各 5 ~ 7 分钟；再适当按摩输尿管、膀胱、小肠反射区各 3 分钟。每日按摩 1 次，10 次为 1 个疗程。

足疗注意事项

① 泡脚时间不宜过长，以 15 ~ 30 分钟为宜。其中，心脑血管疾病患者、老年人应格外注意，如果有胸闷、头晕的感觉，应暂时停止泡脚，马上躺在床上休息。

② 中药泡脚最好用木盆或搪瓷盆。水温不可太高，以 40℃左右为宜。饭后半小时不宜泡脚。最好吃完饭过 1 小时后再洗脚。

③ 女性患者，在月经期间，不能刺激性腺反射区。有出血倾向或有血液病的患者，在进行足底按摩治疗的时候，可能导致局部组织内出血。进行足底按摩的时候应避开骨骼突起处及皮下组织较少的反射区，以免挤伤骨膜，造成不必要的损伤。按摩后半小时内患者应饮用温开水 200 ~ 500 毫升。

三、手疗养心

手疗是指在手部反射区、全息穴、病理反应点及经外奇穴等部位上，进行手法按摩或借用按摩工具对这些部位加以刺激，以达到预防和治疗疾病目的的一种方法。

俗语说："心灵手巧"，手巧首先要心灵，手要受"心"的支配。人体的气血变化反映在手部。心主血脉，心血充足，经脉流畅，手也和面部一样红润、光泽。当疾病潜伏到您体内时，身体会通过手的颜色、形状、触感等来提示您。如果及时发现问题，我们就可以通过按摩自己的手部反射区来调理身体。

人人都想健康，但是很多人往往把健康寄托在别人身上。通过这么多年的研究，我发现通过双手反射区来调理身体效果不错。比如冠心病突发，无急救药时，可迅速推按左手心区十几次，可即时缓解病情。

1. 小小太极球，保精又延寿

太极球是传统的老年保健项目，通过灵活双手、舒经活络、刺激手部的身体反射区达到预防和治疗疾病的作用，也属于"全息疗法"的一种。

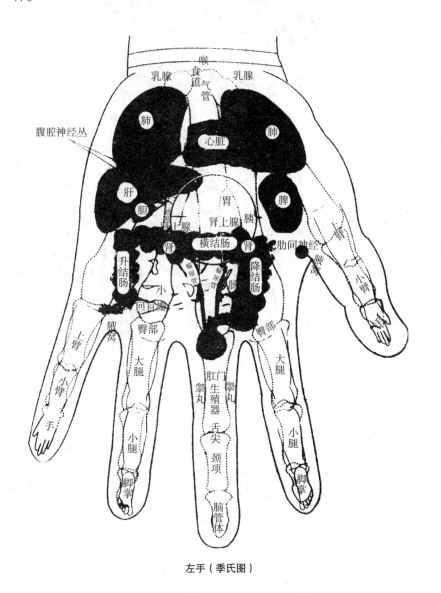

左手（季氏图）

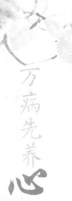

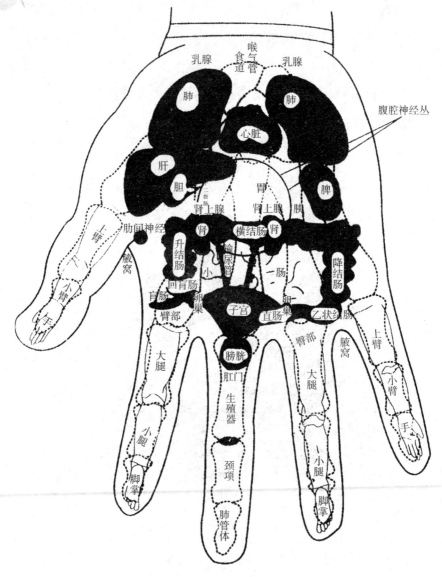

右手（季氏图）

　　太极球运动起于宋朝，当时京城的达官贵人时兴购买夜明珠以保值观赏，但由于夜明珠出自西域，十分珍贵，因此流通于京城内的大半夜明珠实为赝品，但为了显示自家的珍宝为真品，他们邀请友人在自家院里品赏把玩，再加上当时道教盛行，阴阳鱼的概念深入人心，铸球皆出双入对，久而久之，便形成了不论贵贱人人把玩的各种材质的太极球。现在人们普遍认为太极球是老年人的专有项目，其实太极球对年轻人也适用，尤其是一些胃肠功能不好、神经系统功能紊乱，容易疲乏无力、心悸出汗的体虚之人。

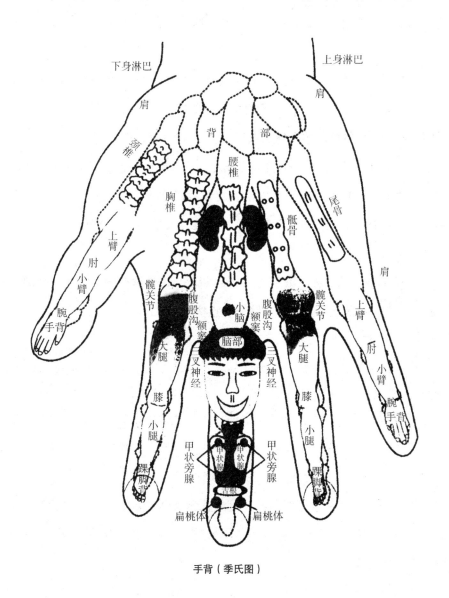

手背（季氏图）

太极球可以选用木质材料，主要有紫檀木、沉香木，这些材料多为多年沉淀的上好木材，质重味香，质重助纳气入肾，芳香行气以疗气滞血瘀，所以具有特殊的保健功效，主要适用于平素肝气郁结，症见急躁易怒或情志抑郁；或是肺肾两虚、肾不纳气，症见久病咳喘。另外还可选用天然的石料，像玉石、砭石、寒水石、磁石之类，不过石料多质重性寒，适宜于体质偏热之人，如心脾有热，症见心悸汗出、口舌生疮、便秘口干；或是肝肾阴虚，症见目赤肿痛、头晕头痛、腰膝酸软、心烦易怒等。

锻炼前宜注意养气守神，可以练习静坐吐纳法15分钟，盘腿而坐，避开窗口风处，排除心中杂念，用意念控制自己，数自己的呼吸，以鼻吸气，以嘴呼出，越慢越好。待数息数次后可感觉全身微微发热，丹田气沉，此时可以开始太极球运动。刚开始手指不灵活，可以动作稍慢，循序渐进，均匀划弧，顺时针10次后逆时针10次，尽量让两球的运动轨迹均匀对称，手指尽量不要碰到彼此，宛若两条阴阳鱼在掌中穿梭，如此便可"阴平阳秘，精神乃治"。

由于手掌部是心经、心包经循行的部位，每天适时的活动手掌以刺激心经、心包经经气运行，可以预防心脏疾病的发生。

2. 常做手保健操，心病早防治

手保健操适合各类人群日常保健，尤其适合糖尿病人、心脑血管病患者保健强身。这套手保健操简便易学，共分五节，完整做完一次仅需五分钟，不受场地限制，可随时随地进行手操锻炼。

第一节：双手手掌相对合起，开始快速搓动。每次搓动，可让手指指尖从另一只手的手掌下端一直搓到中指第二关节处，然后回头。每一个来回计一次，共搓36次。

第二节：双手五指尽量分开，指尖逐个相对，指尖相合手掌分开，然后用力开始撑顶。一共做36次。

第三节：左手摊平手掌，右手握拳，将左手中指对准右手拳头上的后溪穴，中指与穴位之间保持5～10厘米的距离。然后改换为左手握拳，右手摊掌。关键在于交换速度要快，交换做36次。

第四节：用左手大拇指和食指捏右手合谷穴（虎口附近），用力按捏，然后换手，共做 36 次。

第五节：将五指尽量分开伸直，然后慢慢将大拇指弯下，尽量伸向小拇指。过程中要注意，其余四指不能弯曲，一共做 36 次。

五节手保健操全部做完后，甩甩双手，活动一下手腕，让手部放松即可。

3. 冠心病的手部按摩

反射区：①主区：心、小肠、肾、膀胱、输尿管、胸；②配区：肝、脾、甲状腺、甲状旁腺、胸椎。

手部穴位：劳宫、少府、神门、关冲、大陵、中泉、合谷、十宣等。

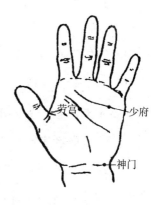

按摩方法：轻柔地按揉或推按反射区各 50 ~ 100 次，尤其是心、肾、垂体、胸；点按或拿捏经穴、全息穴及反应点各 50 次左右，重点在劳宫、少府、大陵。各治疗区可反复交替使用，每日按摩 2 次，早晚各 1 次，在病情缓解后可坚持运用。

注意事项：

① 手部按摩可改善心肌微循环，改善心肌缺血、缺氧状态，但对病情较重者及反复发作者，应以药物治疗为主，手部按摩辅助治疗。

② 本疗法用于冠心病人，用力要轻，时间相对要短些，操作时应谨慎小心，观察病情变化，及时发现病情演变。

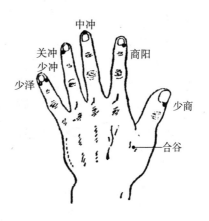

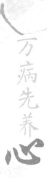

4. 心律失常的手部按摩

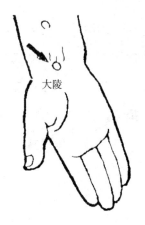
大陵

反射区：① 主区：心、胸、小肠、肾上腺、大脑、胸腔呼吸器官区；② 配区：肾、膀胱、输尿管、肝、胆、甲状腺、甲状旁腺。

手部穴位：神门、大陵、劳宫、少府、合谷、中泉、十宣等。

按摩方法：按揉或推按反射区各 100 ～ 150 次，尤其是心、胸、肾上腺；点按或拿捏经穴各 50 ～ 100 次，重点在神门、大陵、劳宫。各治疗区可反复交替使用，每日按摩 2 次，早晚各 1 次，1 个月为一疗程。

注意事项：

① 采用手部按摩方法治疗心律失常时，手部按摩用力要轻，时间相对要短。严重心律失常者，更要谨慎细心，注意患者病情变化。

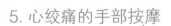
十宣

② 手部按摩对功能性心律失常者效果良好，对器质性心律失常者，应查明原因，必要时须以药物治疗为主。

5. 心绞痛的手部按摩

反射区：① 主区：心、胸、肾、大脑、肾上腺、输尿管；② 配区：膀胱、小肠、肝、胆、甲状腺、甲状旁腺。

手部穴位：大陵、神门、劳宫、合谷、中泉。

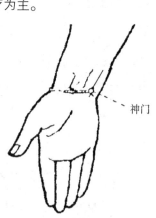
神门

按摩方法：按揉或推按反射区各 100~ 150 次，尤其是心、胸、大脑、肾上腺；点按或拿捏手穴各 50~100 次，重点在神门、大陵、劳宫等。各治疗区可反复交替使用，每日按摩 2 次，早晚各 1 次，1 个月为一疗程。

注意事项：

① 心绞痛发作期应以急救为先，首当其冲选择药物治疗，手穴疗法属于辅助治疗。另外，进行手部按摩时不应用力过猛，宜轻柔舒缓，手部按摩主要应在病痛缓解后使用。

——中泉

② 在病情缓解期应坚持使用手部按摩，对改善心肌缺血，预防心绞痛的发作有相当良好的作用。

四、经络养心

经络的功能

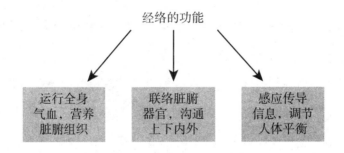

| 运行全身气血，营养脏腑组织 | 联络脏腑器官，沟通上下内外 | 感应传导信息，调节人体平衡 |

1. 常敲心经，神清气爽

心经位于上肢内侧，沿尺骨缘（小指侧）走行。心经异常，身体会出现心胸烦闷、疼痛、咽干、口渴、眼睛发黄、胁痛、手臂阴面靠小指侧那条线疼痛或麻木、手心热等不同症状。

心脏病发生时，我们可以根据心经经脉走行，采用刮痧板或木

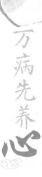
棒等坚固的东西，或用手握虚拳循经脉路线敲打或按揉心经，从而放松上臂肌肉，疏通本经的经气。点揉和弹拨心经上的重点穴位还可以治疗失眠、预防冠心病、肺心病以及改善颈椎病压迫神经所导致的上肢麻木等。

经常敲小指尖端到腋窝那一段（手臂内侧面靠小指的那一条线），敲小臂时有酸痛感，敲大臂时有电麻感，这都是正常的经络感觉。感觉明显效果就好。每天只需花 10 分钟敲经络，就可以达到意想不到的效果。

2. 神门绝，死不治

《黄帝内经》中说："神门绝，死不治。"说的是古代全身诊治法通过脉诊神门穴诊断疾病吉凶及预后。神门位于掌后锐骨端凹陷处的动脉处，神门穴是心经上的原穴，是向人体各个部位传输气血的重要穴位。心经体内的经脉气血，在此交于心经体表经脉。神门穴在身体比较深的地方，要使劲往下按才能找到神门穴。

神门穴具有补益心气的作用，平时心功能不全的患者可以通过按揉该穴缓解心慌、气短等症状。学习工作压力大的人群易受神经衰弱、失眠、健忘等困扰，经常按神门穴也可以达到安神助眠的良好效果。平时性情急躁、爱上火的女士，在情绪烦躁时按揉神门穴可以安神定志，平静心态。

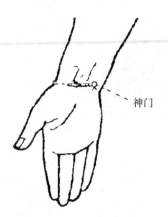

神门

只要是心经受扰的病症，不论是实火虚火，按揉神门穴都可以起到一定的作用。

3. 膻中——宽胸理气防心病

许多武侠小说中常会出现这样的场景：某高手一挥手点了对手的膻中

穴，轻者动弹不得，重者立即毙命。虽然这只是小说家的臆想，但膻中穴的确是人体保健的要穴。

膻中穴位于胸部两乳头连线的中点，平第四肋间处。膻中具有宽胸理气、活血通络、清肺止喘、舒畅心胸等功能。膻中穴受邪后，会出现内气漫散、心慌意乱、神志不清的表现。《黄帝内经》认为"气会膻中"，也就是说膻中可调节人体全身的气机。此外，膻中是任脉、足太阴脾经、足少阴肾经、手太阳小肠经、手少阳三焦经的交会穴，也是宗气聚会之处。它有阻挡邪气、宣发正气的功效。而现代研究发现，膻中穴位于人体胸腺的部位，可参加机体的细胞免疫活动。而点按该穴后可影响心血管神经的调节中枢，促进全身血液的重新分配，改善冠状动脉血流量，还可以提高胸肺部的植物神经功能。

我们平时常按膻中穴有很好的保健作用。心脏不适时，可有呼吸困难、心跳加快、头晕目眩等症状，此时按按膻中，可以提高心脏工作能力，使症状缓解；工作生活压力大，难免烦躁生闷气，按按膻中就可使气机顺畅，烦恼减轻；发生心绞痛时按按膻中穴有明显的缓解作用；女性朋友按此穴不仅能防治乳腺炎，还可丰胸美容；产妇灸膻中则可催乳。

需要注意的是，膻中穴位于胸部正中，胸骨处皮薄，脂肪、肌肉少，宜采用按摩手法施加刺激。具体可分为揉法、推法和擦法。揉法：用拇指或手掌大鱼际部先顺时针后逆时针各按揉20次，反复10次。擦法：拇指或手掌大鱼际部由上向下按擦即可，持续5～10分钟。推法：两只手掌面自膻中穴沿胸肋向两侧推抹至侧腰部，20次左右。

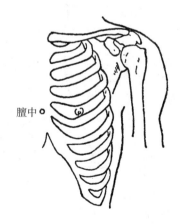

膻中

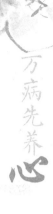

4. 保心要穴——内关穴

内关穴，属于手厥阴心包经穴，位于前臂正中，腕横纹上2寸，在桡侧屈腕肌腱同掌长肌腱之间取穴。将右手两个手指头并拢，两个手指头中的中指放在左手腕横纹上，这时右手食指和左手手腕交叉点的中点，就是内关穴。按揉内关穴具有诸多治疗保健作用。

哮喘急性发作时，按揉内关可稳定情绪，缓解支气管平滑肌痉挛，从而控制哮喘，但由于哮喘病发病危急，不应以此为首选治疗，应前往医院紧急处理。

心率快的患者如果心率突然增至每分钟120次以上，患者自觉心悸、眩晕、头昏眼花等，按揉内关可使心率迅速下降到正常范围。心动过缓的患者每分钟心率在40～60次以内，患者自觉头晕、胸闷、心悸、气短。按揉内关同样可使心率增加到正常范围，因此内关穴对心率有双向调节作用。许多高血压的患者，时常有头昏、头胀、头痛、项强、胸闷、胸痛等症状，用力按揉两侧内关可缓解血管平滑肌痉挛，从而使舒张压下降。当心绞痛发作时，若身边无药无针，可同时用力按揉两侧内关，本法能使心绞痛很快缓解，达到力挽狂澜的效果。当然，在化险为夷之后，应该积极诊治原发病，以防再次发作甚至出现意外。

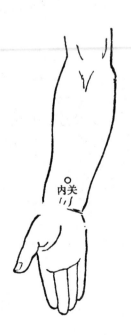

另外，内关还是居家旅行的必知要穴，晕车晕船等出现恶心、呕吐、呃逆、胃肠痉挛性疼痛，用力按揉内关可缓解胃肠平滑肌痉挛，从而起到和胃降逆、宽胸顺气、解痉止痛的作用，可使恶心、呕吐、呃逆、胃肠痉挛性疼痛迅速得到缓解。妇女由情志所伤或精神过度紧张所致的癔病、失眠、梅核气，其症状有悲伤欲哭、心中烦乱，或失眠多梦，

或不愿说话，或咽中如有异物堵塞，吐之不出，咽之不下。用力按揉内关能宁心安神、解郁除烦、和胃降逆、镇静催眠、理气化痰，可使上述病症迅速缓解。

必须指出，每次按揉内关穴的时间应该控制在 20 ～ 30 分钟。按揉的强度应以病人能耐受为度。用左手的拇指尖垂直按压右内关穴上，左手食指压在同侧外关上，按捏 10 ～ 15 分钟，每日 2 ～ 3 次；再用右手按压左侧的穴位，反复操作即可。按揉内关一学就会，随时可做，随地可施，分文不花，屡用屡验，是名副其实的大众化的保健治病的穴位。

5. "一窍开，百窍开"的长寿穴——百会

百会穴，位于人体的头部，头顶正中心，通过两耳尖直上连线中点来取穴。百会是人体多条经脉汇聚的地方，因此得名"百会"。百会穴还被称为长寿穴。中医认为，脑内是髓海，而督脉向上，即由脑后进入到脑内的髓海，穿过髓海到达体表部位，就是百会穴。通过对这个穴位的保健可以提升人体的真气，从而调节心脑系统的功能，对头痛、眩晕、低血压等都有很好的治疗效果。

百会穴有提升阳气的作用。中医认为，"头为诸阳之会"，就是说，头是所有的阳气汇聚的地方。阳气能保卫机体、固定脏腑位置。如胃下垂、子宫下垂、肛脱垂都属于脏腑位置移动造成的疾病。在中医看来，这些病症都是中气不足、宗气下陷引起的，需要靠提托阳气来巩固脏腑的位置。人体很多的阳经都汇聚到百会穴，所以百会穴能够提升人体的阳气。

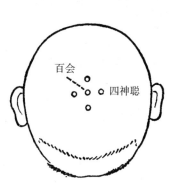

百会穴可以醒神开窍、益智健脑。许多痰湿体质的人会出现头重如裹、昏昏沉沉的表现，中医讲叫作"清阳不升，浊阴不降"，

而百会恰恰可以升举阳气，醒脑提神。

百会对失眠、神经衰弱也有良好的作用。中医学认为，失眠的病理变化属于阴阳失衡、气血失调。头为诸阳之会，凡五脏精华之血、六腑清阳之气，皆汇于头部。百会穴性属阳，又阳中寓阴，能通达阴阳脉络，连贯周身经穴，对于调节机体的阴阳平衡起着非常重要的作用。所以，经常按按百会穴可以达到清脑安神、行气活血的作用，对治疗失眠很有帮助。在按摩穴位之前，要全身放松，闭目仰卧在床上。之后用右手拇指外侧或右手掌心，顺时针方向按揉百会穴 3 ~ 5 分钟，每晚睡前一次。同时摒弃杂念，心中默数按摩次数，会使您更快入睡。

另外，艾灸百会穴催眠疗效也很显著。方法是每晚睡前用艾条在百会穴上悬灸 10 ~ 15 分钟，一般在灸后 5 ~ 15 分钟就有睡意了。一定要注意避免在灸的过程中睡着，以防烫伤。这种方法在改善睡眠的同时，还能使很多伴随症状，如头痛、头晕、心慌、健忘等得到有效改善。以上两种方法长期坚持，可改善头部血液循环，有效促进睡眠，提高人体的抵抗力。

6. 心俞刮痧预防心绞痛

在人体背部脊柱两侧有两条纵行的肌肉，起于臀部骶骨，止于颈部，在肌肉两侧外缘平行走行的两条线上，分布着人体全部的背俞穴。背俞穴是五脏六腑之气输注于背部的腧穴，临床上许多疾病都可以通过背俞穴反映出来。肺部疾病如慢性支气管炎的病人常常在肺俞出现细小的毛细血管状的纹理，经常便秘、胃肠功能不好的人常常在脾俞和大肠俞出现痤疮或者脂溢性皮炎。

背俞穴是五脏经气输注流出的地方，通过刺激经气流通的孔穴，可以刺激经气的运行以调理五脏的功能。所以背俞穴是五脏六腑重要的保健穴位。

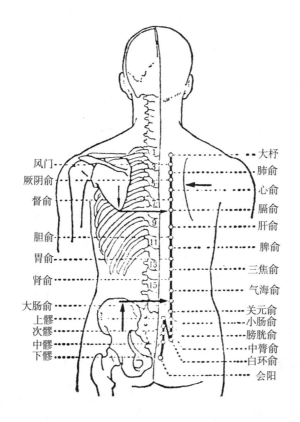

风门
厥阴俞
督俞
胆俞
胃俞
肾俞
大肠俞
上髎
次髎
中髎
下髎

大杼
肺俞
心俞
膈俞
肝俞
脾俞
三焦俞
气海俞
关元俞
小肠俞
膀胱俞
中膂俞
白环俞
会阳

心俞的位置在背部第五胸椎棘突旁开 1.5 寸，许多冠心病病人发病时常常会有背部疼痛，也是放射到心俞的缘故，因此对心俞的日常保养就可以预防心脏病的发生。刮痧疗法，简便易行，安全无毒，属于天然的绿色疗法，通过疏经通络、行气活血来达到调理脏腑以治疗疾病的目的。刮痧板宜选用牛角或玉石材质，可以配合天然的植物精油以润滑皮肤，以减少刮痧板对体表皮肤的创伤。让患者俯卧位，解开衣物，暴露背部，清洁皮肤后，取少量精油放在手心搓热，均匀涂抹在背部皮肤，手持刮痧板与皮肤呈 45° 左右，找到心俞的位置，在其上下 3 ~ 5 个脊椎，从上至下或从下至上顺次刮 15 ~ 20 次，直到皮肤发红起痧为止，注意不可刮得太用力，以免刮破感染。每天操作两次，还可配合心俞穴的点按揉。

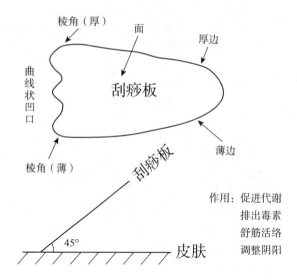

棱角（厚）　面　厚边

曲线状凹口

刮痧板

棱角（薄）

刮痧板

薄边

45°　皮肤

作用：促进代谢
　　　排出毒素
　　　舒筋活络
　　　调整阴阳

7. 捏拿小手法，预防冠心病

按郄门穴：将右手按于左手臂郄门穴（前臂内侧，腕横纹上 5 寸，两筋间），用力按揉 30 次；然后用左手按揉右臂郄门穴 30 次。

揉心前区：将左手放于左胸心前区，右手压于左手之上，顺时针旋转按摩 30 次，再逆时针旋转按摩 30 次。有疏通气血、调养心脏、增强心脏功能的作用。

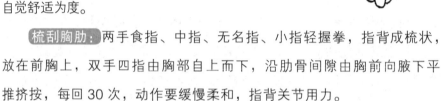

郄门

推按胸腹　以两手掌根上下交替或叠在一起，自胸部膻中穴向小腹部缓慢有力推按，每回 30 次，自觉舒适为度。

梳刮胸肋：两手食指、中指、无名指、小指轻握拳，指背成梳状，放在前胸上，双手四指由胸部自上而下，沿肋骨间隙由胸前向腋下平推挤按，每回 30 次，动作要缓慢柔和，指背关节用力。

按摩至阳穴：至阳穴位于背部第七胸椎棘突下，心脏功能不好者，会在此处有明显的压痛点。患者发生心绞痛时可让家属反复用掌根对患者的压痛点按摩，直至局部充血，症状改善，痛点消失为止。

轻拍后背：双手放松，轮换用手背沿脊柱两侧由上往下轻轻拍打，视体力每回可连续做 20 ～ 30 次。

轮转两臂 两脚同肩宽站立，肩部和上肢放松，静立数秒钟，做均匀的深呼吸，并同时将双臂向后大幅度轮转，每回 30 次，动作要缓慢均匀。

拍打肩背：两脚分开站立，与肩等宽，以腰为轴，甩开双臂，左右轮转，以一手掌内侧和另一手掌背侧对肩和腰背上下交替拍打，此法要连续做 20 ～ 30 次，动作要缓慢、均匀，掌指拍打要强劲有力。

根据自己的情况选择来做，不必个个做。应在医生指导下做。

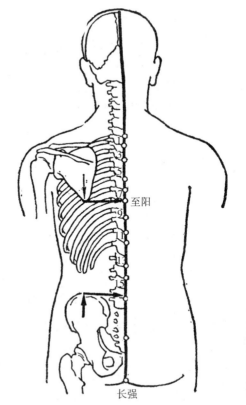

至阳

长强

8. 梳头疗法，预防高血压

梳头疗法是用手或者梳子梳理头发，以防治疾病的一种方法。头部的血管、神经丰富，手、足三阳经在头部交接，故头为诸阳之会。梳头疗法可预防脱发、提神醒脑、促进血液循环、疏通脏腑经络，因此对疾病的防治起着极为重要的作用，同时也具有延年益寿的作用。我国著名医家巢元方在《诸病源候论》中说："栉头理发，欲得多过，通流血脉，散风湿。"梳头养生，选择一把好梳子很重要，最好选用桃木梳、柳木梳、牛角梳等。梳子不可太尖，以免伤及头皮组织。

梳头疗法容易被人们接受，关键是掌握正确的梳头方法。具体操作方法如下：梳头时分别在头正中、两侧由前额开始向后枕部顺着头发平稳移动，要紧贴头皮，用力均匀适中，速度在每分钟30～50次为宜，建议早中晚各一次，以局部略有酸胀感为度。同时晨起，劳动、工作之余，或老年人看电视的时候，可以用自己的双手来代替梳子梳头。两手弯成爪状，以指尖由前向后轻轻抓揉头皮，经过头部穴位如百会、风池等地方可加重指力，次数不限，以局部略有酸胀感为度。梳头疗法见效较慢，对于高血压患者要持之以恒。应注意的是，头部有溃破者慎用。

五、运动养心

生命在于运动，运动可以增加心脏的储备力量，锻炼心脏，改善血管内皮功能，改善消化功能等。每天运动一小时，健康长寿不可少。运动可以保心养心。

1. 背有小太阳——保护阳气最重要

《黄帝内经》中说："阳气者，若天与日，失其所则折寿而不彰。"人体的阳气对于身体就像太阳对于天一样重要，自然界的阳气蒸腾水气，涵养土壤，滋养万物，生发生长，人体之阳气推动血行，滋养五脏，蒸腾水谷精微，润养筋脉肉皮骨。随着年龄的增加，阳气日渐衰败，机体会有不同程度的衰老，疾病也逐渐缠身。通过各种手段培育人体阳气，可以达到治病强身的功效。

中医善用取类比象，认为腹为阴背为阳，阳气不足，推动血行之力弱，日久痰饮、血瘀积累，不通则痛，这些"病理产物"可以视为垃圾，阻塞血脉，引起胸阳更衰，引发胸痹，就是西医学说的冠心病。医圣张仲景认为，胸痹的中医病机是"阳微阴弦"，属于本虚标实，治疗上重视温通阳气、活血化瘀等治法。"阳微"是本虚，一为阳气不足，病位在上焦，即心肺阳虚，二为中下焦阳气亦不足，即脾肾阳气亏虚，尤其是肾阳不足。"阴弦"是标实，一是阴寒、痰浊、水湿、血瘀类的病邪相互为患，痹阻胸阳；二是中下焦阳气不足对上焦的影响。临床上看到许多冠心病患者心绞痛发作时，胸痛胸闷，气短，背部发紧，疼痛放射至肩背，这些都是胸阳不展，"阳微阴弦"的结果。从上面可以看出，保护阳气对预防心脏病是非常重要的。背部是督脉循行的位置，平时不妨多捶捶后背，运动背部，敲打背部等，都有助于阳气的生发。

虽然古语云，"年过半百，阳气自衰"，但也不是说一点办法也没有，只能眼睁睁地看着阳气衰败下去，其实，最简单的体育锻炼像太极、快步走、慢跑、游泳都是振奋阳气的运动，适当的户外运动不仅可以柔筋骨，运行气血，沐浴在阳光下还可以直接吸收自然界的阳气，促进维生素 D 和钙质的吸收，对人体是有益的。另外，有的人经常出现后背怕冷，后背疼痛，经常心绞痛发作，穿马甲就感觉好些。这样的人可以在一年四季穿马甲，对心脏有好处。

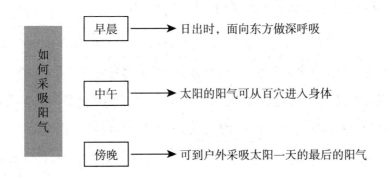

如何采吸阳气

早晨 → 日出时，面向东方做深呼吸

中午 → 太阳的阳气可从百穴进入身体

傍晚 → 可到户外采吸太阳一天的最后的阳气

2. 太极拳——柔中带刚，强心松骨

太极拳以《易经》理论为拳理，要求在练拳时，要事先在头脑中分清阴阳虚实，力求进行符合客观情况的规律运动；要求在运动过程中，要时时保持身体的中正安舒，做到不偏不倚，势正招圆，松静自然。太极拳独特的

圆滑连贯、轻柔沉着的身动，不急不躁、不张不狂的心静，气沉丹田、以心行气的内敛和朴实无华，使其对老年人不仅有抗衰祛病、延年益寿的健身功效，还具有调整心态平衡、修身养性的健心功效。

◉ 对血管系统的影响

许多研究证实，太极拳锻炼能延缓心血管机能的减退，提高血液系统的功能，尤其是增强免疫功能。对于增强机体抵抗力，延缓衰老有一定的作用。

心脏的泵血功能是心脏最基本的功能，心率和血压是反映心血管机能的重要指数，进行 10 分钟以上的太极拳练习后，心率为 120 次 / 分左右。因此，它是一种中低强度的运动，能有效地提高中老年人的心血管系统机能。另外太极拳很多姿势要求"气沉丹田"，这是一种腹式呼吸，膈肌与腹肌的收缩与舒张促使腹压不断改变，促进血液回流，改善血液循环状况，加强了心肌营养，对机体是一种良性刺激。

◉ 对老年人骨密度的影响

人进入中年以后，骨密度逐渐下降，经过一年左右的太极拳练习，能减低机体的骨矿物质丢失率，有效地减少骨折的发生机会。另外，练习太极拳能显著改善肌肉的力量及柔韧性，从而达到防治骨质疏松和预防由于摔倒而引起的骨折的目的。常年坚持练习太极拳，可以对骨骼肌肉运动系统形成良好刺激，有效地减少体内骨矿物质的自然丢失，使骨密度多年保持稳定，有效调节骨钙、血钙平衡。

◉ 对老年人修心养性的功效

现代社会流行许多的文明病，与现代人的生活态度、生活内容、生活方式有着很大的关系。老年人因退休而心烦意乱、抑郁寡欢、烦躁不安，出现心理失衡，加之机能日趋衰退、反应迟钝、多病欠安，引发对生的留恋和对死的恐惧，给老年人心理造成极大的压力。单纯为健身而健身，而不重视丰富内涵以及修身养性，是很难达到安度余生、颐养天年的目的的。所以老年人应该用内涵丰富的健身取代目标单一的健身。

太极拳修炼的最高境界是，在练拳时自感周身空透，沉稳，轻灵，移动似春风杨柳，起伏像浪拍云崖，转换犹万向轴承，气血若潮起潮落，神意如行云流水。我如宇宙之中心，天地随我之呼吸鼓荡，日月随我之旋转运行。头融天，脚融地，胸融空，天人一界，无欲无为进入太极之最高境界。每次练习时应控制意念，排除杂念，感受天地之灵气，感受到气在体内缓缓流动，打通一切顽痹颓麻，关节瘀滞，全身经脉通畅，气血运行无阻，达到这种感觉的练习才是最有效的练习。通过坚持不懈的训练，这种境界是可以达到的，如果想要放弃时，给自己一个积极的暗示，可能很短时间就会迎来"得气"的状态。

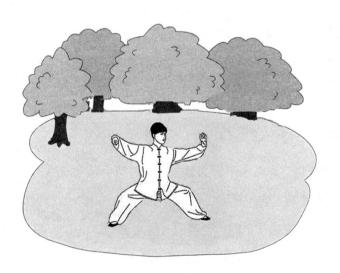

3.手部小动作，养心大功效

还记得刘谦表演的近景魔术吗？是否为他出色的表演啧啧称奇呢？不过，那奇妙的效果都不是真实发生的，只不过是他的手指运动比您的眼睛快而已。刘谦并不是一个天生具有超能力的人，他的一切都是通过后天培养和坚持不懈的努力训练而达到的，他从 7 岁开始迷上魔术，此后一直练习，现在他的手指灵活度已经可以和顶级的钢琴演奏大师相媲美。柔软灵活的双手为刘谦带来了事业的成功和超凡的人气，同样您也可以通过后天的锻炼为您带来宝贵的人生财富——一个健康的身体。

我们知道，随着年龄的增加，精、气、神日渐衰退，肢体的运动、大脑的运转都会随之变得迟钝和笨拙，老年人步行迟缓，记忆力下降，说话、阅读能力都会逐渐出现减退，这是机体衰老最直观的表现。手部柔软度和灵活性的训练可以提高神经的灵敏性，激发机体经气的运行。此外十指连心，心藏神，心神充则意念足，意念足则反应敏捷。我们可以看到一些经常在公园锻炼的老人，通过长期的肢体灵活性训练，大脑也变得十分灵活，甚至反应比年轻人还快。

现在许多年轻人把近景魔术作为一种个人爱好来学习培养，这是很好的，既练脑又练手，还可以增强自信，是一项很好的业余爱好。我们也可以借鉴魔术中运用的一些小手法来提高手部运动的效果。具体的训练方法有：

◉ 增加手指的强度和力量

这种方法也可以锻炼手臂力量。大家可能会经常看到一些肌肉男用五指甚至三指，更有甚者用单手二指（俗称二指禅）支撑身体做俯卧撑。当然我不是建议大家去模仿他们，但我们可以用五指，三指甚至二指按住墙壁，或办公桌，以及一些坚硬的物体，再集中上身力量将其运到指尖，做挤压训练。锻炼的同时可以运气到达指尖，以增加指尖抗压能力。需要注意的是，年老体弱之人切不可操之过急，应循序渐进，逐渐提高身体的承受能力，长期练习积累一定的功力后才可做具有挑战性的难度动作，以免造成不必要的损伤。

◉ 增加手指灵活度

效果最显著的方法莫过于练习滚币，这是硬币魔术爱好者都会玩的一个基础动作，我们也可以借鉴练习，对大脑和手指的协调灵活很有帮助。但在你刚练习的时候可能会一次次地将硬币滚落，但是不用灰心，首先要掌握方法，开始时可以在床上练习，方便拣起再次练习，当你熟练掌握后，可换成5毛的。右手练好之后，可以练左手，再练双手交替滚动，然后再往回滚，之后手心朝上前后滚。这些练习对手指的灵活度的提高非常有用。

第六章

精神养心法

一、抑郁焦虑，心脏受损

在临床中经常发现抑郁焦虑的人容易患心脏病，相反心脏病患者的抑郁焦虑症状表现突出，二者互相影响，互为因果。抑郁焦虑是冠心病的危险因素，对冠心病产生负性作用。抑郁焦虑可引起体内交感神经活动增强，引发一系列的生理病理变化，可以加重心绞痛、心肌梗死、心律失常、心力衰竭等。

◉ 紧张焦虑

国内外相关调查发现，冠心病的发生与患者受教育程度、职业应激因素都有关。在从事脑力劳动的知识分子中，冠心病的发生率比较高，心肌梗死发生机会与长期紧张的脑力劳动有关。大多数心肌梗死患者年龄在40～60岁，因为该年龄段的人在家庭和社会中承担着较多的责任，容易陷入焦虑状态。这些均影响其机体中枢神经系统及内分泌系统的调控，致使交感－肾上腺神经系统亢进，血脂与血胆固醇水平增高，血液黏滞度增加，因而容易发生心肌梗死。

◉ 消极情绪

消极情绪与心脏病的形成有很大关系。人的心跳速率能够根据外界的变化呈有规律的波动。消极情绪会使心脏的这种有规律的变化发生紊乱，从而对心脏产生压力，使心脏负担过重。另外，消极情绪会引起心血管系统炎症。带有消极情绪的人，机体内含有较多的炎症蛋白，是引发冠心病的重要因素之一。另外，长期带有消极情绪的人常常不愿积极地去面对一些可能发生的疾病，他们不听医生或别人的劝告，结果忽视了必要的预防和治疗。

冠心病人群中并发抑郁症状的研究报告在最近十五年来迅速增多，一般的流行病学调查数据显示，在以冠心病为诊断的住院病人中，重症抑郁，也称抑郁症的患病率在16%～18%，轻症抑郁在20%以上。在不稳定心绞痛患者中抑郁症状发生率在41%，其中15%的患者符合"重症抑郁"之诊断。焦虑可能算是发病率最高的一种精神疾患了，据全美发病率调查，在冠心病住院病人中，研究数据显示，785例冠心病患者中69%显示出各种焦虑症状。所以冠心病也可以引起抑郁和焦虑。

假如您没有冠心病，那么您要小心不良心情伤了您。如果您患了冠心病，也要小心不良的情绪困扰您。

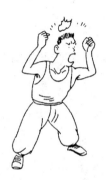

情绪激动，易引发心脏疾病！
上火、焦虑，伤心又伤身！

二、心病，还要"心"来医

中医学非常重视七情致病，正所谓"喜伤心，怒伤肝，思伤脾是根源"。在日常生活中，难免遇到一些使您发怒、激动和紧张的事情。此时您可能会注意到自己的心跳异常加快。这时您的血压会明显高于平时。这主要是由于交感神经的作用。因为发怒、激动和紧张首先传入大脑皮层到达丘脑下部及延髓。在延髓附近有一个特殊的部位，称为心加速中枢。心加速中枢把接收到的刺激通过它发出的纤维下传到脊髓胸部1～5节灰质侧角的交感中枢。交感中枢再通过交感神经而传到心脏，使心脏的交感神经节后纤维末梢兴奋而释放出一些神经介质，即肾上腺素和去甲肾上腺素。肾上腺素和去甲肾上腺素使传导加速，心跳变快，心肌收缩力加强，心输出量增加。因为心输出量增加，加之肾上腺素及去甲肾上腺素同时又作用于血管平滑肌，使血管收缩，以致血压明显升高。如果此时您能很快稳定情绪，休息一段时间后，这些刺激可自行消失，心跳和血压可慢慢恢复正常。如果继续愤怒、紧张和恐惧的心理，这些刺激不断传入大脑皮层，就会造成心跳持续地加快，血压持续地升高。这对于一个原本就有高血压和冠心病的病人来说是很危险的。

而对于正常人来说，经常的紧张和情绪不稳定，也是诱发冠心病和高血压的主要因素。因此不能忽视大脑皮层对心血管活动的影响。冠心病曾一直被认为是由于体内胆固醇过高，导致冠状动脉粥样硬化而引起的。其实，冠心病也是一类心身疾病，即症状表现为躯体性的，而其成因却与心理因素有关。

在临床常常看见有心脏病的人，做好心理疏导，做好思想工作，就没有事了，每天高兴地上班，高兴地下班。相反要是不注意心理干预，就可能导致心绞痛发作次数增加，病情逐渐加重，甚至失去生命。我在病房管理一个66岁的女患者，她的心电图实际问题不大，缺血不严重，就是每天担心自己会不会过去了，天天害怕。尤其是看到同病房的患友心衰死了，更是怕极了。每天晚上起来6次左右，就是心脏难受。我怎么劝解也不听，反而相信游医的话，认为自己的病情如何严重。一周后的一个晚上她又发作心绞痛，自己也万分紧张，血管收缩痉挛，最后抢救无效死亡了。

在情绪面临重大打击时，每个人的应对态度是不一样的。悲观、焦虑、急躁都会影响心脏的正常生理功能。高血压和心脑血管病与情绪关系最大，高血压随着情绪变化而变化，是情绪的晴雨表，每天有怎样的情绪就有怎样的血压。我看高血压病人无数，发现情绪好了，稍吃药血压就好了，情绪不好加大剂量吃药无济于事。尤其是生气一夜无眠，第二天血压更高了。要预防冠心病导致心肌梗死的发生，应该有一个健康的心理，有意识、有针对性地采取自我保护措施，注意劳逸结合，不要过度劳累；注意加强自身修养，遇事不急、不躁、不怒。

心脏病患者常是心中有话想说，却没人听！如果您的爸爸妈妈有心脏病，那就表示您要好好检讨了，是不是您从来都不听他们说话或没有花时间与他们沟通？美国心脏协会就组织了一个开心小组，让心脏病患者经常聚在一起，彼此关怀、彼此交流，以抒解心事及没人知道的抑郁和不快。

三、心律失常！心脏有情绪了

我曾在临床中遇到这样一位女性患者，62岁，年龄不算太大，住院期间症状明显好转，第二天就要出院了。晚上她家出事了，一位非常亲近的亲属意外去世了，她晚上情绪特别不好，痛哭流涕，半夜开始烦躁、胸痛。早晨5点多她也去世了。可见情绪的变化和激动对心脏的影响是巨大的。

中医认为人的喜、怒、忧、思、悲、恐、惊七种情志活动过于强烈、持久或失调，均可引起脏腑气血功能失调而致病。《黄帝内经》中说："怒则气上，喜则气缓，悲则气消，恐则气下，惊则气乱，思则气结。"这七情内伤能耗气伤神。心主血脉而藏神，神失所养则心悸、怔忡。故有"忧愁恐惧则伤心"，"悲哀忧愁则心动，心动则五脏六腑皆摇"之说。这就是说长期的精神刺激和突然的剧烈精神创伤都可引起心悸、怔忡的发生。西医学认为情绪激动时交感神经兴奋可使心率增快和舒张期缩短及心室内传导加速，并可激发各种类型的心律失常。情绪重度忧虑，迷走神经兴奋可使心率减慢，舒张期延长，可影响冲动的传导，出现心动过缓或停搏。临床研究表明，不论心脏有无病变，在不良的心情下都可以引起各种能要我们性命的心律失常。猝死就是各种原因所引起的最严重的心律失常。研究发现，猝死多数发生在情绪反应数小时或数天后。

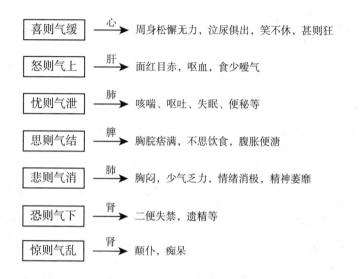

喜则气缓	心	周身松懈无力，泣尿俱出，笑不休，甚则狂
怒则气上	肝	面红目赤，呕血，食少嗳气
忧则气泄	肺	咳喘、呕吐、失眠、便秘等
思则气结	脾	胸脘痞满，不思饮食，腹胀便溏
悲则气消	肺	胸闷，少气乏力，情绪消极，精神萎靡
恐则气下	肾	二便失禁，遗精等
惊则气乱	肾	颠仆，痴呆

　　有许多患有心律失常的病人到医院看病时，向医生主诉有心慌、夜间睡眠时做恶梦、失眠。这是因为患有心律失常的病人本身心肌供血不足，在夜间睡眠时因体位不正确，压迫心脏，加之睡眠时迷走神经张力增高，加重了心脏的负担，有的甚至导致脑缺血，而引起"恶梦"的发生。另外，一部分病人患有心脏病后，情绪不稳定，尤其初患病者，思想负担较重，容易引起失眠。中医则认为人的正常睡眠系由心神所主。血虚则心神失养，火盛扰乱心神均可致失眠。故有"心虚则神不守舍""神安则寐，神不安则不寐"的说法。我们常说日有所思，梦有所想。有负担地睡觉，谁能睡好？自己越担心，负担越重。

　　每个人的情绪都是有波动的，应该主动摆脱不良情绪。当有什么事使您烦恼的时候，应当畅所欲言，不要闷在心里。当事情不顺利时，不妨避开一下，改变一下生活环境，可能会使精神得到松弛。如果要办的事情较多，应先做最迫切的事，把全部精力投入其中，一次只做一件，把其余的事暂时搁在一边。如果你感到自我烦恼，试着帮助他人做些事情，你会发觉，这将使你的烦恼转化为振作，产生一种做了好事的愉快感。

四、口腔有病，小心心病

口腔是人体的一个敏感器官。过去对某些口腔疾病往往追查器官本身的病变，而忽视了心理因素。近年来随着心理研究的深入，发现某些口腔疾患与心理因素有着密切的关系。

临床医生们发现，有些人每当遇到不顺心的事情、精神受到不良刺激或情绪剧烈波动时，口腔黏膜上常会出现粟粒大小的水疱，水疱很快破溃，并迅速形成淡黄色如黄豆或豌豆大小的溃疡点，周围绕以红晕，烧灼痛，遇冷、热、酸、甜等食物刺激时，疼痛加剧，经过 7～10 天后可自愈，情绪不佳时又会再发，医学上称这种现象为复发性口疮，俗称"口疮"。若调节精神和情绪后，再用药物治疗，能获得较好效果。

精神经常处于紧张状态下的人，易患龋齿。情绪紧张者，唾液往往分泌减少，不能很好地清洁牙齿，给细菌繁殖以"可乘之机"；另一方面，人的唾液能缓冲口腔内的酸类，如唾液减少，缓冲作用减弱，酸类作用于牙齿的机会增多，也为龋齿的发生创造了条件。

有这样一个病例，一位女同志与同事发生口角，数小时之后，右上牙开始轻微疼痛，后疼痛逐渐加重。经检查未见炎症及其他异常，诊断为心因性牙痛，经针灸和暗示治疗 3 次后痊愈。这种由心理因素引起的心因性牙痛的主要特点是：痛点会移动，疼痛与神经的分支不相一致，常伴有植物神经功能失调症状。患者在发病前，往往有情绪抑郁、悲伤、焦虑、愤怒、恐惧等表现。据研究表明，此病中有 80％的人长期处于愤愤不平或紧张的情绪中。那些能克制感情冲动的孩子，大多有咬牙或者磨牙症。经常发怒或精神抑郁的人可发生周期性牙龈痛和牙痛。我国医务工作者和心理学家对 150 例初诊牙痛的患者进行调查，发现其中 46 例为心因性牙痛，占 30.7％，他们均有不同程度的精神创伤史。临床观察表明，情绪波动持续时间越长，心因性牙痛发病率越高，好发年龄是 18 ～ 30 岁。心因性牙痛患者中女性又多于男性。情绪之所以会引起牙痛，是由于消极情绪会使人的血液黏度和血中化学成分发生变化，进而影响到神经系统功能的缘故。要使口腔健康，除了注意身体保健外，还需有良好的情绪。

临床发现，冠心病患者几乎都有牙周炎。在发炎的牙周组织中，存在大量的革兰阴性杆菌和梭形螺旋体，这两种微生物可产生毒素，并随牙周血管进入血液，在血管中形成小血栓，如果心脏的冠状动脉有硬化和狭窄，小血栓就会填塞血管，从而引起心绞痛和心肌梗死。医学生理学家还发现，咀嚼活动有调节心脑血流量的作用。因此保护好牙齿有利于预防心脑血管疾病。

五、减轻心理压力
——不要做自己的敌人

美国对性格与冠心病的关系做了一个为期 30 年的追踪调查研究。他们从 1948 年起，把一批医学院的学生按其性格分为三类人：第 1 类人是谨慎、稳定、安静、知足的人；第 2 类人是活泼、开朗、自在的人；第 3 类人是情绪激动、急躁、易发脾气、不知足的人。30 年后对他们进行体检，发现第一类人中有 25% 患有冠心病，第 2 类人中有 26.7% 患有冠心病，第 3 类人中有 77.3% 患有冠心病。心理对心血管疾病的影响如此巨大。所以我们要对自己宽容一些：你不能改变天生的容貌，但你可以时时展现笑容；你不能奢望控制别人，但你可以好好把握自己；你不能全然预知明天，但你可以充分利用今天；你不能要求事事顺利，但你可以做到事事尽力！

谁都希望自己永久处于欢乐和幸福之中，然而生活是错综复杂、千变万化的，并且经常发生祸不单行的事。频繁而持久地处于扫兴、生气、苦闷和悲哀之中的人必然会有健康问题，减损寿命。那么遇到心情不快时，我们的心情发生各种各样的变化时，应采取什么对策呢？

答案是：难得糊涂和宽容别人。我们要明白"难得糊涂"对于"聪明人"、爱钻牛角尖的人来说有时比什么都要重要。不是说叫大家当阿Q，但也不要学林黛玉的葬花，最后把自己也葬送了。对无关原则的问题和错误不妨"暂且糊涂"，就当宰相肚子里能撑船。谁都会犯错误，要学会宽容与感恩。不要用别人的错误来惩罚自己，更不要拿自己的错误反复惩罚自己！我们要学会宽容，宽容别人就是在宽容自己。感恩是在感谢别人，也是在感谢自己！在感谢别人中感受快乐、美好、幸福，就是在宽待自己、感谢自己。我们一生中最重要的是健康！有一首诗说得好：年轻拼命挣金钱，年老方知想延年；用钱保命是痴想，以钱换命实可悲；无钱笑世活百岁，有钱常是命来换；寿高不在钱多少，够吃够花养天年。

我是心血管医生，从医三十年了，年轻时在医院急诊部工作，每天面对生死边缘挣扎的病人。至今仍让我记忆犹新的是一位刚结婚七天的男士，突然心跳停止，送进医院时已经没有了呼吸心跳，经过抢救也无济于事了。当时我想，多么年轻的人，新婚燕尔，正是人生最幸福的时刻，就这样离开了人世，多么让人惋惜。反观我们活着的人，更应该珍惜自己的生命，好好生活。既然快乐是一天，不快乐也是一天，为什么不快快乐乐地度过每一天呢。

减轻心理压力的最简单的办法之一是每天对着镜子大笑。会心的笑不只会温暖人的灵魂。研究表明，开怀大笑能让血管的内皮放松，增加血流量，而且笑一次，这样的效果就能保持至少45分钟。如果血管内皮长时间的紧张，可以使血管内皮损伤，导致血管变窄，最终诱发心血管疾病。这也许是笑得太少的缘故吧。我们身边得心血管疾病的人很多都是那些平时脾气很倔、不爱笑、爱发火的人。

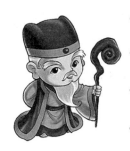

- 清静为本，无忧无虑，静神而不用

- 少思少虑，用神而有度，使神不过用

- 以平和心态对待名利和物质享受

- 保持达观的处世态度，避免纠纷

六、改变心态

——平安是福，平静是寿

我曾在门诊看过一位92岁的老人，她性格开朗，就是有点头晕，梦多。血压正常，心电图也正常。我考虑老人年龄大了，有些脑动脉供血不足。开了三剂药后，老人明显好转。我问她怎样保养的。老人说：我每天干点活，自己洗衣服。吃得少，吃的东西随便，每天保持心情好，想想高兴的事。其实健康就这样简单！

一项对575名百岁老人的调查表明：其长寿经验就是所有长寿的老人都不畏惧死亡，并且对生活始终保持着乐观的情绪。他们都是性格开朗、积极乐观、情绪稳定，即使遇到不如意的事也能想得开。长寿者都是心胸开阔、乐观向上的人，在生活上都是知足常乐，善于处理个人、家庭、社会三者之间的关系，善于化解三者可能造成的心理上的不平衡。

我们都知道人情绪激动时很容易发生失眠、精神疾病、中风、心源性猝死等疾病，而这些疾病都是可以预防的，就看我们的心态和情绪了。我们的心理屏障是一道可以抵挡所有疾病的有力防线，有了健康的心理，平静的心态，再加上合理的饮食与生活习惯，长命百岁并不是梦想！

因此对心脏病易发人群或者是已经得了心脏病的人，除了系统的医学治疗之外，心理调节，控制欲望，减轻过大的心理压力，保持良好的身体和心理状态是非常重要的，正如《黄帝内经》中所说："恬淡虚无，精神内守，病安从来。"

首先，不要追求太高的欲望，过多的欲望是痛苦的根源。人还是应该平实一些，甘于奉献，甘于吃亏，平平安安才是真。一切想开了，就没有烦恼了，就不得病了。

其次，我们每个人的情绪，主要受精神意志控制。保持愉快稳定的情绪，要提高道德修养，保持健康的心理状态，还要学会适应外部条件的变化，自觉运用积极情绪克服消极情绪。在生活中我们要学会欣赏一切、学会体会人世间一切美好的东西——笑对世间的一切。

再次，体育锻炼也是消除心中忧郁的好方法。体育活动一方面可使注意力集中到活动中去，减轻原来的精神压力和消极情绪；另一方面还可以加速血液循环，加深肺部呼吸，使紧张情绪得到松弛。因此应该积极参加体育活动。

最后，可以根据五行相克所对应的情志之间的制约关系，使情志达到整体上的平衡状态，来进一步缓解由情绪异常引起的疾病。即用一种或多种情志来制约患者的病态情志。具体如下：以怒克思：肝属木，其志在怒，脾属土，其志在思。木克土，故怒克思。所以由忧思日久引起的疾病，可通过激怒的方法来疏肝理脾，宣散气结，克制忧思之情。以悲克怒：肺属金，其志在悲，金克木，故悲克怒。怒则气上，气血逆乱，可通过悲伤之事来抑制激扬之势，使怒气因悲泣而泄。以喜克悲：心属火，其志在喜，火克金，故喜克悲。可通过幽默逗乐之事来克制悲伤之事，使悲伤消散，精神振作。然而，五行的过度相克也会引起病理改变，这就要求我们在调节情志的同时要克制有度，不能太过，以免引起适得其反的作用。

七、防治"心病"的六条捷径

这里所说的"心病"实际上就是指人的心理出现了问题。在快节奏、高压力的现代社会，遭遇"心病"困扰的人越来越多，而"心病"又是许多疾病产生的根源，所以，如何调节心理与情绪，保持心理的健康成为现代人需要关注的问题。下面介绍 6 种常用的方法，大家可以试试看。

◎ 转移思路

当扫兴、生气、苦闷和悲哀的事情临头时，可暂时回避一下，努力把不快的思路转移到高兴的思路上去。例如，换一个房间、换一个聊天对象、有意去干一桩活、去串门会一个朋友或有意上街去看热闹等。"难得糊涂"用在对待这类既烦心却又无关紧要的琐事时，是改善心情再恰当不过的好办法。

◎ 向人倾诉

心情不快却闷着不说是会闷出病来的，有了苦闷应学会向人倾诉。首先可以向朋友倾诉，这就需要先学会广交朋友。如果经常防范着别人的"侵害"而不交朋友，也就无愉快可谈。没有朋友的话，不仅遇到难事无人相助，也无法找到可一吐为快的对象。把心中的苦处能和盘倒给知心人并能得到安慰，心胸自然会像打开了一扇门。即使面对不是很知心的人，学会把心中的委屈倾诉给他，也能立即使心情由阴转晴。

◎ 亲近宠物

有意饲养猫、狗、鸟、鱼等小动物及有意栽植花、草、果、菜等，有时能起到排遣烦恼的作用。遇到不如意的事时，主动与小动物亲近，小动物凭借与主人的感情基础，会使主人快乐，与小动物交流几句更可使不平静的心很快平静。摘摘叶，浇浇菜或坐在葡萄架下品尝水果都可有效调整不良情绪。

◎ 有爱好

人无爱好，生活单调，而且与那些有着一两种令人羡慕的爱好的人相比，心中往往平添几分嫉妒与焦躁。除少数执着追求自己本职事业者外，许多人都可以培养自己的业余爱好。集邮、打球、钓鱼、玩牌、跳舞等都能使业余生活丰富多彩。每遇到心情不快时，完全可全身心一头扎到自己的爱好之中。

◉ 多舍少求

俗话说"知足者常乐"，老是抱怨自己吃亏的人，的确很难愉快起来。多奉献少索取的人，总是心胸坦荡，笑口常开。整天与别人计较工资、奖金、提成、隐性收入的人心理怎么会平衡？只有听之任之，给多少也不在意的人心情才比较稳定。至于对别人能广施仁慈之心，包括当素不相识的路人遭遇困难时，也能慷慨解囊、毫不吝啬的那些人也许很少出现烦心事。

◉ 医药干预

对于长期心情不畅、无法自拔者，可进行心理治疗和药物治疗。长期心情不快可能由隐匿性抑郁症所引起，或由其他较轻微的障碍所引起，其共同特征是体内一种叫作血清素（5－羟色胺）的神经递质减少，引起情绪低落，通过服用一些能升高体内血清素水平的抗抑郁药如百忧解、郁乐复、赛乐特等，可改善低落的心境。有心绞痛的、胸闷、气短等症状的，及时去医院做个心电图，及时用药治疗，防止心血管意外的发生。

八、做好自己与心灵的沟通

如何稳定我们的情绪？人在情绪激动时，往往认识范围狭窄，判断能力下降，思维僵化，动作笨拙，不利于工作、学习及解决问题。另一方面，激动的情绪还可导致身体各器官和生理上的一系列变化，如心率加快、血压上升、消化腺活动受阻等，对人的身心健康造成严重的影响，甚至引起疾病。因此我们必须学会控制自己的情绪，沉着地面对一切。

下面介绍一种情绪的自我调节方法，供你在情绪波动时一试。

设备：安静的小屋，高度适当、凳面舒适的坐凳。

程序：

① 准备工作：请穿着宽松柔软的衣服独自进入训练小屋。基本姿势：坐在凳子上，放松两肩，头稍低垂，目视前方，舒展一下身体和头部，使全身呈优美姿势。两手放在大腿上互不相碰，两脚稍微分开，使身体感到舒适。

② 训练过程：开始时，两臂、两腿用力伸展，两手、两脚同时用力，使之略有颤抖的感觉。猛地一下子松劲，全身的肌肉会立刻松弛下来，练习时要体会和抓住这个感觉。接下来，闭上双目，重复一遍动作。在松劲的一瞬间开始做腹式深呼吸，张开口吐尽腹中气息，停止呼吸片刻，再从鼻孔慢慢吸入新鲜空气，直至吸饱为止。此刻停止呼吸一两秒。再张口收腹，慢慢将腹内气息全部吐尽。腹式深呼吸做完后，呼吸平缓下来，头脑里静静地浮现出愉快的形象（形象在练习之前就要选好，这个形象应该与自己最美好的经历和感受联系着）。在愉快形象浮现的同时，随着呼吸，口中念念有词地哼几遍："我的心里很安静。"这时，你会发现自己的情绪逐渐安静下来。

③ 注意事项：每次训练时间以 10 ~ 15 分钟为宜。最好在早起、午饭后和睡觉前进行。掌握训练要领之后，每遇情绪波动就可以用这种方法来自我调节。

九、让心理强大起来的十大妙法

人的心理可能在环境、时间、事件中变得异常脆弱，这时疾病也会乘虚而入。我们的心理和身体一样也需要保健，我们的心灵也需要按摩，但往往被我们所忽略。下面就让我们一起来学习一下让心理强大起来的十大妙法。

① 返老还童法：常回忆童年趣事，拜访青少年时的朋友，这样故地重

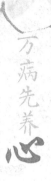

游，旧事重提，仿佛你又回到童稚时代。

②精神胜利法：要不服输，保持旺盛精力，遇到挫折失败不灰心丧气，从精神上到行动上要战胜它。

③腾云驾雾法：读书、看电影、看电视或听人讲话，要专心致志并随之腾云驾雾似的将思维扩展开去。

④异想天开法：极力把自己想象成是实践者，摆脱观赏者的地位，做主人，莫做客人。

⑤投机取巧法：每天要尽量做到省时、省力、节约。想出新的办法解决各类问题，不要让自己的大脑老化。

⑥贪得无厌法：对知识的获取永远不要满足。每天的计划要排满，使自己的生活充实丰富。

⑦到处伸手法：广交朋友，乐为大家办好事，做一个社交家、外交家。

⑧众采博集法：要有广泛的兴趣，让自己爱上钓鱼、养花、种菜、书法、绘画以及收藏各种物品等。

⑨平心静气法：遇到不愉快和生气的事，不要发脾气或急于行事，先平心静气 10 分钟。

⑩见异思迁法：对新鲜的、奇特的、未知的事，要喜欢它、接近它、研究它、掌握它。

十、中年人

——心态平衡，气血调和

1. 中年人生理心理特点

中年是处于青年与老年之间的阶段，为 30 ~ 65 岁之间。人到中年，其知识经验都已达到较高水平，但其身体组织器官的生理功能却悄悄地下降，从成熟走向衰退了。与生理的衰退恰恰相反，人进入中年后，心理能力仍在继续发展。孔子曾形象地说："三十而立，四十而不惑，五十而知天命……"用现代语言进一步来说：智力发展达到最佳状态，经验积累和思维能力都已达到较高水平，面对客观事物和各种问题，善于分析、联想，作出理智的判断。中年期也是工作出成果和事业成功的主要阶段。情绪趋于稳定，较青年人更能控制自己的情绪，减少冲动，延缓激情反应。意志坚定，自我意识明确，了解自己的才能和在社会上所处的地位，善于决定自己的言行。对既定的目标会勇往直前地去完成，遇到挫折不气馁，或改变计划，重新上阵。个性稳定特点突出，人到中年，多已形成自己独特的处世风格，有助于排除干扰，坚定信念，去完成自己追求的人生目标。

2. 中年人心理健康问题

① 心理压力超负荷，由于现代社会工作节奏快，竞争激烈，而中年人又是各行各业的主力军，加之在家庭中上有长辈、下有子女。因此，中年人的经济负担和精神压力都超过负荷。此外，中年人对自己的成就期望很高，但客观上由于多种原因，以致事与愿违，可严重地威胁心理健康，有时甚至造成英年早逝的悲剧。因此为了避免心理压力超负荷，须注意以下几点：

量力而行：权衡自己的精力、时间和所处的环境，可考虑停止某些超负荷的工作。对威胁健康的过重任务，要学会说"不"。

淡泊名利：权衡自己的能力和时间，心平气和地进行工作，没有必要与他人作一时的比较拼搏。真正的成功在于有远大的目标，平和的心态，健康长寿，循序渐进地工作，不为眼前的利益而损害健康，要看"最后谁笑得最好"。

学会放松：在感到工作压力过大时，可暂停下来，到室外散步，或在室内练练放松功，或练练简易太极拳。在可能的情况下，听听愉快的音乐、相声，或与友人说说幽默的故事。

② 人际关系错综复杂：中年人必须走进社会从事工作，在工作中有上级、下级、平级同事关系，在社会上更会遇到各种各样的人，他们都有各自不同的心理状态和处世观点。面对错综复杂的人际关系，最重要的一条原则就是以诚信待人，扬人之长，避说人短，助人为乐，不计仇怨，得道多助，不要玩弄"权术"。这是最好的处理人际关系的方法。

③ 家庭婚姻关系：中年人要在事业上有所成就，常需要一个稳定、和睦、幸福的家庭作为后盾。人在一生中"不如意事，十之八九"，而家庭是一个调养伤痛、积蓄力量的小岛，是避开社会风浪的港湾，所以要十分珍视和爱护家庭的稳定和睦。然而夫妻之间常因工作忙而缺乏沟通，或因对待父母、子女的态度不一，或者认为"老夫老妻，不用客气"，而在一些"鸡毛蒜皮"小事上发生口角，造成彼此的苦闷、烦恼，长期下去不予调整，导致伤害心理健康或离婚悲剧。离婚不是一种解脱的方式，最大的危害就是对子女造成一生的不幸。离婚使子女失去父母的钟爱，失去童年的幻想，感到孤独无助，常会受到别人的欺侮，产生反抗的情绪，甚至产生犯罪心理。因此，营造一个良好的家庭氛围是必要的。

首要的方法是增进夫妻间的沟通交流，即使是多年的夫妻也要互相沟通思想，消除彼此误会。尤为重要的是不能有"婚外恋"和"家庭暴力"。在节假日尽量安排全家去公园、郊区或过去谈恋爱常去的地方，回忆往时的欢乐情景，这有助于形成家庭的良好氛围。在发生口角的时候，要尽量克制自己的情绪冲动，冷静对待，以缓冲情绪的爆发。想想自己都对吗？若有出差机会，暂时别离，打个问候的电话，可引起对往日欢情的回忆。俗话说"暂别胜新婚"，这是经验之谈。由于女性对家庭更为关注，从外工作回家后身心已经

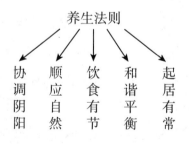

养生法则

| 协调阴阳 | 顺应自然 | 饮食有节 | 和谐平衡 | 起居有常 |

疲乏不堪，而进门之后还要操持家务，对子女生活和学业关怀备至，因此焦急、烦躁情绪更容易爆发，作为丈夫，应温柔体贴，避免争吵，以维护家庭和睦。

十一、更年期
——心理作用是关键

更年期是人生的过渡阶段，是生命的转折时期。女性发生在 45 ~ 50 岁，男性发生在 55 ~ 60 岁。在这一时期，人的生理和心理将发生巨大的变化，女性尤为显著。

更年期女性的卵巢（男性的睾丸）功能减退，性激素水平下降，经反馈作用使垂体功能亢进，分泌过多的促性腺激素，影响了植物神经功能的稳定，以及大脑皮层的调节功能，于是出现心理与精神状态的转变。女性常见的心理和精神状态的变化有焦虑、悲观、失落、孤独，甚至出现多疑、嫉妒、自私、唠叨、伤感、抑郁、自罪、自负或绝望自杀等等。经过一段时期，人体虽不能返老还童，但其神经内分泌系统会逐渐趋于调节平衡，症状逐渐消失。对这些暂时性的心理变化，应正确对待，使自己平稳渡过更年期。

① 首先应正确认识更年期的到来是生命的规律，树立健康的信念，减轻精神负担，以乐观的态度对待这一生理过程。

② 每一个成年人都应具备更年期综合征的知识，对患者的心理变化，单位领导和同事、家庭成员和亲友，都不能冷漠对待，应以热情的态度给予体贴，使其渡过暂时的困难。

③ 保持规律的生活习惯，避免精神过度紧张和劳累，加强体育锻炼，学会放松紧张情绪，多食富含钙质的食品，以预防骨质疏松的发生。

每个人都有更年期，但是有表现明显的，像有大病似的天天不是头难受就是腿难受，睡眠不好，心脏不好等等；有表现轻的，自己调节就可以了；还有部分人没有明显表现。每天心情好可能就表现不明显。

更年期综合征

这段时间卵巢功能衰退
导致内分泌功能失调

↓

肾气渐衰，冲任亏虚，天癸将竭
肾阴不足，阳失潜藏

↓

阴虚火旺之证

十二、老年人

——人老，心不老

近年来，随着社会的发展和人民生活水平的不断提高，我国人均寿命已达到 70 岁以上，是世界老年人最多的一个国家，中国社会已经进入了老龄化社会。老年人的生理功能和形态的衰退现象客观存在，而对心理上的巨大变化也应予以积极的关注。

1. 老年人心理变化特点

人体进入老年期，脑动脉粥样硬化，脑组织萎缩，脑功能下降，常表现出以下变化：

① 记忆力衰退，首先表现为近事遗忘，其后可发展到外出不识归途和家门。

② 智力改变，解决问题的能力随着年龄增加而下降。

③ 情绪变化，情绪常不稳定，易于激怒、固执己见，与人争论，喜唠叨，重复语言行动。

④ 性格改变，由于抽象概括能力衰退，思维散漫，缺乏学习新鲜事物的机会，办事多固执，刻板。

2. 常见的老年心理问题

① 孤独心理：老年人退出工作岗位，从经常紧张工作的状态走入自由松散的生活，人际关系减少，落差很大，难以适应，甚至很是伤感。对此首先应认识到孤独是损害老年健康的大敌，应量力而行，走出家门，联系旧友，多交亲友，去学习新鲜事物。对过去因忙于工作而无暇享受但自己又喜爱的事物，例如琴棋书画和古今中外的文学名著等，可利用休闲时间，重新拾取，其乐无穷。将使你进入另一个美妙世界，消除孤寂，乐享天年。

② 权威心理：有些干部从一线退下来后，从有职有权到平民百姓，门庭冷落，一时很难适应这种变化，要求人家尊敬他，听他的话，否则就生气，发牢骚，以致发生矛盾和冲突，造成内心烦恼难堪，妨碍健康。"长江后浪推前浪"是客观规律，要认识到急流勇退，培养年轻人前进，使之取而代之是领导干部的天职，同时要找回自己以前曾经有过的兴趣和爱好，好好体验人生的幸福美境。年轻人对老年人应当尊敬，要看到他们过去一生对人民做出的贡献，也要让他们看到自己在迅速成长，使他们感到欣慰。此外，老年人应坚持用脑、坚持学习新鲜事物，不仅可以延缓心理衰退的进程，还可以继续为人民服务，自得其乐。

③ 恐惧心理：人到老年常会有"夕阳无限好，可惜近黄昏"的暮气心理，加上体弱多病，自然会联想到有关死亡的问题。有 1/4 以上的老人常常表现出恐惧、焦虑、不知所措。另一些老人虽表示并不怕死，但考虑最多的是——如何死。"死"是生命的归宿，何用惧怕。身心健康的老年人要树立

信心，把自己的寿命设定得很长，照常享受生活的乐趣，不去挂牵尚没发生的问题。心理乐观是极其重要的，否则会疾病缠身，加速死亡。

我是心脑血管病医生，每天看到的老年人较多，有长寿的，身体健康的，也有动不动就生病，三天两头到医院打点滴的，也有50～60岁就死亡的。我发现身体健康、长寿的老人具有共同的特点，那就是每天活动多，喜爱劳动，饮食清淡，不生气，性格开朗，稳重，宽宏大量。其中有两位老人都87了，我印象最深。在交谈中，我了解到他们的日常生活是：每天早晨5点多起床（老人睡眠少，一般5小时左右），在床上稍微活动一会儿，起来在房间散步。给自己做饭，每天早晨做粥，一般放五种米以上，有大米、小米、小豆、绿豆、小碴子、黑米、苞米面等，还爱加大枣、薏米、莲子、百合、枸杞等。吃点粥，八九点去公园锻炼身体，打打太极拳，练练剑等。中午回家，一般喝点汤，吃点自己做的炒青菜，加一个肉或鱼等。中午小睡半小时左右。下午看看书，有时打一会儿麻将（不超过3小时）。晚上一般出去散散步，晚饭一定吃粥，也是自己用各种米做的粥，配点青菜等。老年人有时经常起夜，晚饭就少喝汤。晚10点前睡觉。两位老人虽然都87了，但耳不聋，眼花得也不重，还经常到医院找我聊聊，走路说话像年轻人一样，蛮有精神的。

十三、"养心"的人际关系

——家和万事兴，心和气血通

人际关系是人与人在社会生活和社会交往过程中所形成的相互关系。如夫妻关系、婆媳关系、朋友关系、邻里关系、同事关系等，都是人际关系的表现形式。人际关系不仅对调节人们的日常生活有重要作用，而且对心身健康也有很大影响。研究表明，缺乏良好人际关系的人，往往健康状况欠佳，而且死亡率要比其他人高出两倍多。在日常生活中，夫妻不和、婆媳口角、同事争吵、失恋苦恼、朋友反目、邻里纠纷等人际关系的失调，都会对当事人的心理、生理产生不良影响，给心身健康带来不同程度的危害。人际关系的失调，随着紧张、激动、恼怒、委屈、忧伤、悲观、自责等情绪的变化，均会导致神经系统的一系列反应，进而影响机体的正常生理过程，降低人体的免疫功能，使躯体出现疾病。

那么怎样才能保持良好的人际关系呢？首先要知人明己，要认清自己与外界的关系，加强自我修养，完善自己的人格，自觉地调整好个人与他人、个人与社会的关系；不要放任，不要自我膨胀。要懂得："欲人之爱己，必先爱人；欲人之从己，必先从人。"要多看别人的长处，取长补短。对人礼貌热情，平等待人，多尊重，少苛求。"爱人者，人恒爱之，敬人者，人恒敬之"，只有尊重别人，才能受到别人的尊重。

适时调整"角色变化"也很重要，当角色变化时（如职务、家庭身份等），要审时度势，保持心境轻松平稳，不要总是保持老观念、老做法，要适应新的环境，对各种各样的不良刺激，要泰然处之。做到修心养性，使心境处于平稳、乐观状态。气血调和，精神愉快，就会少生病或不生病。

十四、打开心锁，拥抱健康

我们是生活在平凡世界的平凡的人，在生活节奏快速、社会竞争激烈的现代，很多人忘记了休息，好像安逸对他只是一种传说！在这样的环境中，很多工作很努力的人就易过劳。经常进行"心理按摩"，使自己保持一个良好的心态，不仅能增进身心健康，而且有助于事业的成功。

◉ 时常幽默一下

幽默是美丽的转化剂。它可使烦恼转化为欢畅，能让痛苦转化为愉快，将尴尬转化为融洽。凡是幽默的人，必是乐观的人。在社会上，幽默能促进人际关系的发展，使人更易建立稳定的人际关系；在家庭中，幽默能帮助成员和谐团结。这是一种令人欢快的生活艺术，它有利于调节情绪，消除生理、心理的压力。而会搞笑的人自己也一定是随时保持愉快感觉的人。看见别人快乐时自己也是快乐的，在大家分享欢乐的同时也是一种交流和良好的信息交换。

◉ 音乐养心

经常欣赏优美动听的音乐，不仅能陶冶心情，还可以在优美的旋律中放松自己的心情。在音乐中，可以使人在放松的状态下想明白更多在焦虑中百思不解的事情。可以针对不同人配用不同的音乐，达到好的效果。

◉ 常在花中走，哪有不开心

红花绿叶，本是一种很美的东西。家中或阳台上养植几盆花卉，时常玩赏品味，通过我们心灵的窗户进行按摩，置身于花草之中，心境舒乐。与花草为伴，能让人热爱生活，热爱生命，使人的性格变得开朗起来，给人带来愉悦，缓解各种压力。

◉ 美好的事物要回忆

经常回忆生活中高兴的、快乐的事情，这不仅是一种让人愉快的生活的艺术，更有利于调节情绪，削减生理、心理上形成的疲劳。但不是投入回忆中，没有清醒之日。

◉ 没乐找乐

家中常进行各种生动活泼的游戏，不仅能活跃家庭气氛，使家庭充满欢声笑语，而且能丰富家庭生活，密切长幼、夫妻、兄弟、姐妹之间的关系。中医有许多养生保健方法，像打打太极拳、五禽戏等等都有缓解压力舒缓心情的作用。赌博可不算是游戏，那是戏命！

◉ 旅游有裨益

到自然中去，可以提高自己的文化修养和文化品味。大自然的湖光山色、世界各地的名胜古迹，能使人眼界开阔，拓展胸怀。经常跋山涉水更能强健体魄。在自然中我们可以感受世界的博大，使自己产生共鸣，心情豁然开朗。

◉ 健康的生活方式

工作数小时之后，应有短暂的休息；休息时间宜交替使用人体的各个部位，如左撇子宜多运动右侧肢体，脑力劳动者宜多活动肢体和颈、腰各部，体力劳动者休息时要用脑，交替使用人体的各个部位，是消除疲劳的一个良方。减少夜生活，提倡早睡早起，保证必要的睡眠时间。转移注意力，释放和忘却烦恼，下班后可选择一种与工作无关，既能放松又有兴趣的活动，如跳舞，听音乐或游泳，调节情绪恢复体力。定期参加体检，早期发现存在的心血管疾病隐患，及时加以干预，也有助于防止发生过劳死。量力而行，凡事不要硬撑硬扛，要学会休息，懂得适可而止。淡泊名利，要注意克制自己的欲望，不要过分追求权力、金钱等身外之物。

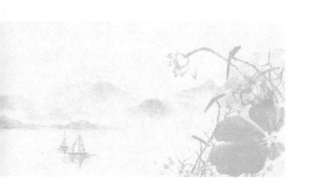

第七章

细节决定心健康，生活中的保心学问

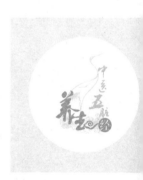

一、心血管病人穿衣戴帽有讲究

高血压和各种心脏病人在日常生活中必须注意自我保健，才能取得较好的治疗效果。如穿衣、戴帽、穿鞋袜和系领带、裤带等生活小事处理不当，会使病情加重，甚至导致严重后果。

衣服：心血管病人衣着应宽松，服装质地宜柔软，冬天要注意保暖，最好选用丝绵衣、羽绒服等既轻又暖和的衣物。若衣着过紧过硬，易使血压升高，同时会妨碍血液循环，对病情极为不利。

帽子：高血压病人怕受寒，寒冷会刺激血管收缩从而引起血压上升，因此冬天出门宜戴柔软、轻便、暖和的棉帽或皮帽。高血压病人也怕强光直射，夏天出门一定要戴上透风且稍大些的帽子。若帽子过小，紧箍头部，会影响头部血液循环，引起血压波动。

领带：在颈部有人体最主要的血压控制中心之一——颈动脉窦，若领带系得过紧，会压迫颈部动脉窦而造成不良后果。专家建议，高血压病人平时最好不要系领带，更不能将领带系得过紧，以防意外。

裤带：心血管病人的裤带不宜扎得过紧，否则会使腰部以下的血流受阻，导致心脏负荷加重，血压也会进一步增高。故心血管病人尤其是病情较重或腹部肥胖者，宜穿背带裤，在用餐之时，宜将裤带放松些，中午午睡时，最好将裤带解开。

袜子：心血管病人不宜穿紧口弹力袜，以免阻碍小腿和脚部的血液循环。冬季应穿保暖效果好，轻便的棉袜或毛袜，夏季宜穿透气性好的丝袜。心血管病人尤其要保护好双脚，冬季严防受寒、受冻。

鞋子：心血管病人非常容易出现下肢浮肿的情况，所以要选择稍大一些，既轻便又保暖的鞋。严寒的冬季，宜穿软底厚棉鞋，谨防双足受寒被冻。小而重的鞋，会妨碍双脚血液循环，加重浮肿程度。总体而言，心血管病人宜穿布鞋不宜穿硬底皮鞋。

手套：严寒的冬季，心血管病人要注意保护好双手，外出时要戴手套，手套可选用棉手套或毛手套。

二、健康养心的生活细节

每天注意我们的生活细节，饮食清淡，起居规律，运动有方，心态平和。细节决定成败。

1.营养均衡：多吃多种谷物、新鲜水果和蔬菜，少油低盐无糖，控制主食量。

① 控制热量摄入：因为总热量过高时，血清胆固醇通常升高，血清胆固醇含量增高会促使动脉硬化，进而形成心脏疾病。

② 控制胆固醇的摄入：一般年龄超过 40 岁的人，即使血清胆固醇不高，亦应避免食用过多的动物性脂肪及胆固醇较高的食物。最好代之以植物油、黄豆和豆制品，如豆腐、豆浆等，每日摄入胆固醇量应在 300 毫克以下。

③ 控制脂肪摄入量：尽量用植物油作为烹调用油，且不宜过多，过多的植物油亦可造成肥胖。

④ 控制盐的摄入：如果盐食入过量，在内分泌的作用下，能增加血管对各种升压物质的敏感性，引起细小动脉痉挛，使血压升高。食盐过多引起体内水潴留，增加心脏负担。故限制盐的摄入可减轻心血管负担，避免心律失常的发生。

⑤ 增加多种维生素和无机盐摄入：许多维生素、无机盐对心血管系统有益，例如：维生素 C 的功能之一即是增加血管韧性，减少脆性，防止血管出血。钾盐对心血管有保护作用。微量元素碘，对降低胆固醇有重要作用，并能减少胆固醇在动脉壁的浸润沉着，还能破坏钙盐在血管壁中的沉积，阻碍动脉粥样硬化病变的形成，进而防止心脏病的形成。维生素 C 主

要存在于新鲜蔬菜和水果中，尤其是酸味水果中。钾多含于蔬菜中。碘多存在于海产的动植物中，如海鱼、海虾、海蜇、海带、紫菜等都含有丰富的碘。

⑥ 增加纤维素的摄入：纤维素可刺激胃肠蠕动，加快胆固醇的排泄，还可吸附胆固醇，使胆固醇不易被肠黏膜吸收，从而降低血中胆固醇含量，降低心脏病发病率。

2. 锻炼：坚持适宜运动，每天至少走 2 公里。

3. 水：每天要喝足水，喝清洁的水，白开水是最好的饮料！

4. 阳光：多在户外运动，接受自然的阳光照射。最好不要坐在家里晒太阳，因为玻璃可以阻挡紫外线，而紫外线可以杀菌，在窗下晒太阳是事倍功半。但也不要在太阳下暴晒。晒太阳宜在上午 8 ~ 10 点间，一般半小时左右。

5. 空气：多到大自然中呼吸新鲜空气，改变心情，给自己充电。

6. 休息：劳逸结合，有良好的休息和工作习惯，有规律的生活和睡眠。

7. 节制：节制欲望、节制不良嗜好，无烟少酒（不喝就更好了）过一生。没喝过酒的同志就不要试着喝了！

8. 信念：相信科学，建立信心，保持对人生的乐观态度，心态平和。

三、养心的作息表

1. 最佳时间

睡觉的最佳时间：是 22 点前后，因为在 22 ~ 23 点之间会出现生物钟的低潮。中医讲半夜子时 23 ~ 1 时肝经当令，人卧血归于肝，肝血得养、睡眠好了第二天就精神。

起床的最佳时间：是 6 点前后，因为生物钟的高潮来到，体温上升。

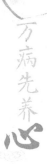

中医认为早晨阳气初升，锻炼能加强阳气的生发。

锻炼的最佳时间：在天亮以后 1 小时，平时可以在上午 10 点，下午 3 点做做健身操。

工作的最佳时间：8 点是大脑思考能力最强的时间，10 点是精力最充沛的时间，14 点是反应最敏捷的时间，20 点是记忆力最强的时间。

洗澡的最佳时间：临睡前洗一次澡，可以放松全身、缓解疲劳、甜美入睡。但不要中午洗澡，这样会使自己疲劳，下午提不起精神来；清早洗因为机体刚刚启动，体温刚上升，机体"防御力"很低，很易感冒。

饮茶的最佳时间：餐后 1 小时。因为茶叶中含有鞣酸可以和食物中的铁结合，形成不溶性的铁盐，极大地影响铁的吸收，可以诱发缺铁性贫血。餐后 1 小时铁基本吸收完毕。

刷牙的最佳时间：每次饭后 3 分钟内。因为饭后 3 分钟后口腔细菌开始分解口腔中的食物残渣中的酸性物质，腐蚀牙釉质。

吃水果的最佳时间：餐前 1 小时和餐后 2 小时。推荐餐前 1 小时，因为吃水果后再吃饭，体内不会有白细胞增高的反应。有利于保护人体的免疫系统，增强机体的抗癌防癌的能力。

2. 最危险时间

一天中最危险的时间段是清晨和午餐后。在清晨，血压、体温最低，血液黏稠，最易发生心脑血管意外。也是重症患者死亡率最高的时间段。午餐后血液多参与消化，人的注意力不集中，反应迟钝易疲劳很容易出现意外。建议午间要小睡一会儿。

在一个月中，阴历十五前后是最危险的时期。因为月亮的变化对人有"潮汐"的作用，这时血压变低，血管内外压力差变大，易发生心脑血管的意外。

在一年中 12 月是死亡率最高的月份（在北半球是这样的），天气渐冷抗病能力下降，新陈代谢变慢，血管收缩。一些慢性病复发都是在 12 月，如我们常说的老慢支等。调查发现，心脑血管病和其他疾病的死亡时间 12 月份占 70%，所以在冬季要注意自己的身体了，随时检查，定期就诊。

3. 心血管病人的"五定时"

① 定时睡觉、醒来：醒来时要先躺一会儿再起床，睡前泡脚，定时休息。

② 定时起床：起床后喝一杯白开水，补水又加快代谢排"毒"。

③ 定时早、午、晚餐：早餐吃饱、吃好；午餐吃好；晚餐要少！每次要适度八分饱，以少吃多餐为原则。胃的每次启动都定量、定时，才能不"罢工"。

④ 定时饮水：起床后、上午 10 点左右、下午 4 点左右、睡前。即使不渴也要喝。

⑤ 定时大便：这是很重要的！这是防止便秘最好的方法，使机体养成习惯。因为有一句话"如有便秘，百病跟随；要想不死，肠中无屎"。

四、小小午睡能"养心"

据医学科学家研究观察，每天午睡 30 分钟，可使冠心病发病率减少 30%。研究者认为地中海各国冠心病发病率较低与午睡习惯是分不开的。而北欧、北美国家冠心病发病率高，其原因之一就是缺午睡。但午睡时还需注意以下几点：

① 睡前不吃油腻的食物，不吃得太饱。太饱会影响心脏正常收缩和舒张；油腻食物会增加血黏稠度，加重冠状动脉病变。

② 不宜午餐后立即躺下午睡，因为此时大量的血液流向胃，血压下降，

大脑供氧及营养明显下降，易引起大脑供血不足。一般应食后休息 20 分钟再午睡。

③ 姿势应取头高脚低、右侧卧位，以减少心脏压力，防止打鼾，应注意的是坐位及伏案睡有害，会使脑缺氧加剧。

④ 患有高血压者，睡前忌服降血压药，因为睡时血压下降，可使心、脑、肾等主要脏器供血不足，并使凝血物血小板附于血管壁引起血栓，导致缺血性中风发生。

⑤ 午睡时间以 1 小时左右为宜，过长过短均不宜。起床后先在床上作轻度活动，慢慢坐起，用手在心前区、胸部作 5 ~ 10 分钟按摩，然后下床喝一杯水。

五、四季养心歌

1. 春季养心要开心

春季养生要顺应生发之气。中医认为，春气与肝脏生发、条达之气相应，如果春季违逆了肝脏的生发、条达之性，就会产生肝郁、肝风、肝火等变证，不仅影响人体的情绪，而且会损伤"肝藏血"的功能，从而损伤人体的正气，可谓"伤身又伤心"。所以春季养心之道在于四心：用心、放心、清心、开心。

用心：指春季人的注意力容易分散，这时应该多动脑思考，适当阅读书报刊物，下棋听音乐，保持头脑灵活、思维活跃。

放心：指的是放开心事，避免为工作、生活中的事情牵肠挂肚，特别是老年人，不要为了儿孙的事过分操心，以免产生"肝气郁结"。

清心：指清心寡欲，中医注重七情，大怒伤肝，思则气结，气血逆乱则生百病，现代社会竞争激烈，人又太多私心杂念，在春天，应该尽量做到

"精神内守"，才能百病不侵。

开心：指春天应该乐观开怀，知足常乐。道家以恬淡虚无，顺应自然为乐，佛家以行善为乐，儒家称独乐乐不如众乐乐，总之，笑口常开，则病从何来？

春天气温变化大，要注意血压，保暖。

2. 夏季养心要静心

夏天尤其要注意养心，老年人更应如此。因为夏天出汗较多，伤心阴、耗心阳。所以，夏天是心脏最累的季节，应重点养心。

"心静自然凉"。一年四季中，夏天属火，火气通于心，人的心神易受扰动，从而出现心神不宁，引起心烦。心烦就会使心跳加快，心脏负担加重。所以，夏天首先要让心静下来。静则生阴，阴阳协调，才能保养心脏。所以，老年人在夏天要多清静。

清心寡欲：少一分贪念，就少一分心烦。中医认为"过喜伤心"，所以老年人要善于调节心情，尤其不能大喜大悲。

闭目养神：有空就闭目养神，闭目可帮助老年人排除杂念。

静坐：静则安神，哪怕5分钟都可见效。每天老年人应在树荫下或屋内静坐，15～30分钟即可。也可听悠扬的音乐、看优美的图画，或者去钓鱼、打太极拳。

心慢：夏天天气炎热，血液循环加速，心脏容易负担过重，所以夏天要慢养心，不能劳累。只有心先慢下来，呼吸才慢的下来。休息时要减慢生活节奏，使心跳减慢、呼吸频率降低，生命活动节奏慢下来，心脏才能得到休息。

乘凉：夏天出汗多，汗为心之液，血汗同源，汗多易伤心之阴阳。加之夏天温度高，体表血量分布多，这样容易导致老年人出现心脑缺血的症状。而且，夏天出汗多，易导致血液黏稠度增高，所以夏天要降低活动强度，避免过度出汗，并适当喝一些淡盐水。

空调房不宜多待：当然，老年人也不能闭汗，在空调房内时间不宜过长，温度不宜过低。

夏天炎热，要少吃辛辣食物，不可出汗太多。

3. 秋季养心要安心

秋天是阴长阳消的时候，所以要以养阴为主。养生之本在于养心，正所谓正本清源，本末不可倒置。精神上要力求其静，控制情志活动，保持精神情绪的安宁，含而不露，避免烦扰，使体内的阳气得以潜藏。

秋季是抑郁症的高发季节，人很容易陷入低落的情绪中无法自拔，古语有之：心死而人完。不论从人的生理还是心理上看，养生与养心，养身与养性，必须样样顾及。况且心在其中，要占首位，一个人如果心情不佳、心神不宁，势必吃不香睡不甜，心慌气躁，心惊胆战，极易导致心力衰竭。所以秋季养心，要特别注意心理养心。

秋天天凉，温差大，要适当"秋冻"。秋天冷一冷，一冷身体就会从神经系统、内分泌系统调动对寒冷的适应能力，抵抗能力。经过两至三周的预适应，等到真正寒冷起来，也不着凉感冒了。如果没有对寒冷预先适应，突然一降温，就很容易感冒，得肺炎。因此，秋天冻一冻，冬天就不容易感冒。但是，也不要过分，要适度。

4. 冬季养心要保心

冬季是心脏病的高发期，每年冬季，我们就会看到，在医院里因心脏病、脑血管病发作的就医者大幅度提高。那么，为什么冬季会成为心脏病高发期呢？这当然与气候有关。人的生理、心理无不受到大自然和环境的影响而发生变化，气温一下降，人体交感神经就会兴奋，血管收缩，心率加快，代谢增强，血黏度增高，血压升高。这是为什么呢？因为气温下降，人体要减少散热，自然皮肤血管要收缩，内部代谢要增强，以此防止体温下降，结果这就使心脏负担加重。本来心肌缺血、冠心病、脑缺血、脑卒中、心肌梗死、心力衰竭对心脏的负担就已经很重了，如果体温下降，那么心脏的负担就更重了，结果心脏就容易出问题。所以在冬季就要多方面注意了。

在寒冷的冬天里，心血管疾病患者首重保暖。老年心血管疾病患者耐寒能力差，体弱怕冷，当遇到寒冷刺激时，易引起感冒和上呼吸道感染，而感冒是加重心血管疾病的主要原因；故患有心血管疾病的人冬季在衣着方面更应注意保暖，以预防感冒，根据天气变化及时增减衣服。常言道"寒从足下起"，注意足的保暖。此外，习惯在清晨出门运动的中老年人，应晚些出门或准备足够的御寒衣物，以免突然进入寒冷的环境中，因温差过大而发病。最好不出远门，即使外出也应尽量避免迎寒风行走，随身携带些急救药品，必要时可事先服用硝酸酯类药品，防止冠脉痉挛。

心血管疾病患者冬季应注意补充蛋白质。因为蛋白质有一种"特殊热力效应"，即摄入后有30％～40％的热量要消耗放出。也就是说，食补时补充蛋白质会使身体觉得暖和不怕冷，正符合机体秋末冬初的需要。同时，补充蛋白质还会使人觉得兴奋，有精神。其中肉类含蛋白质最高。营养分析表明，蛋白质比例由高到低依次为：羊肉、兔肉、鸡肉、牛肉、鸭肉、猪肉。其中羊肉为20.5％，猪肉为14.6％。中医认为羊肉属大热之品，性温味甘，有补肾壮阳、温中祛寒功效。中医讲究阴阳平衡，要"热则寒之"，吃羊肉时可搭配凉性和甘平性蔬菜。所以，萝卜、冬瓜、油菜、蘑菇、豆芽、莲藕就是首选。再加上豆腐，有清热泻火作用，搭配巧妙，融营养、食疗和美味于一锅，"萝卜羊肉汤"便成了理想冬补佳肴。所以，冬天老年人要多吃些肉类、高蛋白食物以养心。

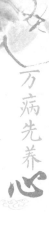

六、把握心病就医时机，时间就是生命

心脏病突发一般来势凶猛而且后果严重：在正常室温下，心脏骤停 3 秒钟之后，人就会因脑缺氧感到头晕；10 至 20 秒钟后，人会意识丧失；30 至 45 秒钟后，瞳孔会散大；1 分钟后呼吸停止，大小便失禁；4 分钟后脑细胞就会出现不可逆转的损害或死亡。

由于心脏骤停，立刻失去知觉，人此时已处于临床死亡阶段。一般人的最佳黄金抢救时间为 4 分钟至 6 分钟，如果在 4 分钟之内得不到抢救，患者随即进入生物学死亡阶段，生还希望极为渺茫。如果过了这黄金时间，因心脏血管堵塞而突发心脏病的患者也必须在 1 小时内打通堵塞的动脉，才不致造成心肌的永久性伤害。因此，患者及照顾他们的家人必须高度警觉，掌握抢救时间，及时送患者到就近医院治疗。一定要把握心血管脑血管等疾病的就医时机，及时治疗，时间就是生命。

七、冠心病病人运动 ABC

◎运动种类

在多种运动中以散步、慢跑、骑自行车或健身车、游泳等项目对冠心病患者较为合适。因为这些运动是属于低至中等强度的运动，以耐力性运动为主的运动。长期进行这种运动能提高机体的携氧能力，提高心、肺功能。

◎运动强度

运动强度应保证既达到运动效果又不致引起危险。可分为三级（低强度、中等强度及较大强度）。它是以机体运动时耗氧量的多少来衡量。耗氧量愈大，运动强度就愈大。但由于临床测定耗氧量较难，所以在实际运动中常以心率作为衡量运动强度最实际的指标。这是因为运动时心率与耗氧量成正比，测定心率又简便易行。只需数自己的脉搏 15 秒钟，再乘以 4 得每分钟的心率。但这种方法只适合无心律失常的患者！低、中等强度运动时最高的心率分别为 100 次 / 分钟、100 ~ 120 次 / 分钟。一般来说，冠心病患者从事低至中等强度的运动即可达到锻炼目的。

◉ 运动次数

每周运动 3 ~ 5 次即可达到锻炼目的。

◉ 运动时间

每次 30 ~ 40 分钟。包括准备运动 5 ~ 10 分钟；正式运动 15 ~ 20 分钟，这期间可达到最高心率的 90%；整理运动 5 ~ 10 分钟。一般来说，运动后收缩压轻度增高（但不超过 20mmHg）、心率增快（但不超过 20 次 / 分钟或活动中最高心率不超过 120 次 / 分钟）属于正常。但如果在活动中出现气短、心绞痛、心律失常、头晕、恶心、面色苍白及活动后出现长时间疲倦、失眠等不适时，提示这次运动过量，应该在下次运动时减量或暂停运动。

◉ 运动地点

有心功能障碍者，应在康复医疗机构的医学监护下运动。暂时性脑供血不足、心绞痛、心电图有临床意义之异常以及冠状动脉搭桥术后患者，应在康复中心进行运动。而中年以后希望通过锻炼预防冠心病者可在健身房或家庭中进行适合自己的运动。

八、冠心病病人运动宜与忌

① 有序，循序渐进，从低强度运动开始，切忌在初次活动时即达到负

荷量。

② 有度，患者应根据自己的年龄、病情、体力情况、个人爱好及锻炼基础来选择运动种类及强度。每次活动中可交替进行各种运动。患病或外伤后应暂停运动。

③ 有节，老年人并发疾病多、症状不典型，更要注意勿运动过量，并要兼顾其他疾病的治疗。运动中适当延长准备及整理活动的时间。有节制运动。病人要经常与医生保持联系，以更改和调整运动处方。

④ 如果是偶尔运动一次，或急于求成一次运动量过大，可能诱发心梗。运动时应避免穿得太厚，影响散热，加快心率。心率增快会使心肌耗氧量增加。

⑤ 运动前要避免情绪激动。精神紧张，可降低心室颤动阈，加上运动可有诱发室颤的危险，因此对于心绞痛发作 3 天之内和心肌梗死后半年之内的病人，不宜做比较剧烈的运动。

⑥ 运动前不宜饱餐。因为进食后人体血液供应需要重新分配，流至胃肠帮助消化的血量增加，而心脏供血相对减少，易引起冠状动脉相对供血不足，从而发生心绞痛。

⑦ 运动后避免马上洗热水澡。因为全身浸在热水中，必然造成广泛的血管扩张，使心脏供血相对减少。

⑧ 运动后避免吸烟。有些人常把吸烟作为运动后的一种休息，这是十分有害的。因为运动后心脏有一个运动后易损期，吸烟易使血中游离脂肪酸上升，释放儿茶酚胺，加上尼古丁的作用而易诱发心脏意外。

九、零成本运动

——走路

前一阵有一则新闻轰动一时，有一位母亲为了儿子能够顺利完成肝脏移植手术，每天"暴走"2小时，三个月后，她多年的脂肪肝竟奇迹般地康复了！儿子也顺利完成了手术，重获健康。有人怀疑，走路真的有这么大功效吗？

我们来看一组数据，人在快步走的时候，心脏射血会增加20%～50%，心脏耐受力提高，可有效改善心功能。四肢末梢循环血量增加，血流速度加快，帮助血管壁上代谢垃圾如脂类等排泄，从而清除血管垃圾，同时肌肉的运动还可按摩血管，增加血管弹性，减少动脉硬化、脑血栓、脑出血等疾病的产生。而由于快步走本身不像跑步一样需要消耗大量能量以维持肌肉运动，产生的代谢废物如乳酸等也相应减少，机体不会有像跑步那样酸痛无力的感觉，可以说是减脂又轻松的一项运动。

但"暴走"有几点需要注意：第一，时间最好选在早上和傍晚，晚上城市空气废物多沉降，空气质量不好，容易诱发呼吸系统疾病，所以尽量选在下午5点以前。年轻人还可以步行去上班，既环保又经济，还容易坚持。第二，老年人最初参加"暴走"每天步行不超过2公里，选择空旷地带，车辆少的区域，避开山路和低洼地带。第三，宜穿着宽松舒适的跑步鞋或平底鞋，注意及时补充水分。脚部摩擦部位可涂抹少量凡士林。第四，"暴走"宜循序渐进，不可硬挺，以50公斤体重的女性为例，每天快走1小时，可消耗300～550卡路里热量，但如果路程过长，可引发踝关节、足跟骨损伤和膝关节损伤。值得注意的是，步行回来后即使很热，不到室内尽量不要脱衣服，且不要立即坐下或躺下，宜在室内稍微活动一段时间后再坐下，以免血液淤积臀部和下肢。

十、控制看电视，远离心脏病

据美国的一项调查显示，50岁以上的中老年人每天花在电视机前的时间不宜超过两小时，每超过一小时，心血管意外的发生率升高11%。

中老年人长期坐在电视机前，身体得不到应有的活动，能量消耗较少，血脂、血糖会相应地升高，这对血管是很大的损伤。并且，长时间面对电视，大脑活动趋向单一的接受信息，大脑主动思考的能力也会下降，这对于本来大脑就有萎缩的老年人来说也是危险的，会增加老年痴呆的发生率。据观察，许多老年痴呆患者发病前并无明显异常表现，只是家里人发现其沉默不语，喜欢长时间看电视，专家推测这其实是老年痴呆的先兆。因此，老年人应主动控制每天看电视时间，安排设计多样化的生活方式，积极参与体育锻炼，保证每天的运动时间，从而降低血脂、血糖和血压，保护心脑血管，预防心脑血管意外的发生。

此外，即使在看电视的同时，也可以做一些简单的健身操，活动颈椎和腰椎，缓解长时间固定姿势对脊柱带来的损伤，或是做一些四肢部位的按揉捏拿，如上肢的劳宫、神门、内关和下肢的足三里、复溜、太溪、三阴交、太冲、涌泉等，都是老年人常用的保健穴位，可以疏通经络，激发经气，有益全身气血的流通，从而预防心脑血管疾病的发生。

十一、湖边垂钓，养心养性胜补药

老年人常常由于退休后缺乏人际交流而陷入孤单抑郁，这对身心都是很大的伤害，尤其是空巢老人，子女又不在身边，生活显得孤单乏味，最容易产生抑郁、厌世情绪，不妨尝试寻找一些兴趣爱好，以陶冶情操，修养性情。湖边垂钓，老年人可以发挥主观能动性在准备渔具、诱饵上体现自己独到的经验，可以相互交流钓鱼的技巧，还可以走进自然、亲近自然，是一举多得的养生方式。不妨选一个阳光明媚的日子，穿上宽松的汗衫，戴上遮阳帽，轻松上路。

我们知道，垂钓是最练耐性的，有可能坐上一天也一无所获，也有可能半小时就收获一箩筐，这就需要用一颗平常心面对，不急不躁，自得其乐，享受闲适的时光。垂钓不仅培养耐性，提高脑力和注意力，在垂钓的同时还可以沐浴温暖的阳光，在鸟语花香中拥有一份愉快的心情。《黄帝内经》云："阳气者若天与日，失其所则折寿而不彰。"人体阳气为一身之根本，就好像太阳一样重要，它能温煦、鼓舞万物生长，是自然界最生机蓬勃的力量，人的生、长、壮、老、已都与阳气的多寡息息相关。衰老也是伴随阳气的衰减而产生的，老人虚汗怕冷、牙齿松动脱落、腰酸腿软、阳痿精冷都是由于阳气衰减而产生的。垂钓沐浴在阳光中，和煦的暖风，湖边杨柳依依，一可助条达肝气，疏通郁结，二可温补肾阳，驱散体内虚寒之气，正所谓"有一份阳气便有一份生机"，如此便可延年益寿。

十二、病发中年起，预防从少始

每年9月的最后一个星期日是世界心脏日，卫生部发出倡议书，号召"全民坚持快走、慢跑、游泳、跳健身舞等以锻炼耐力为目的的有氧代谢运动，每日运动30分钟，每周至少运动5天，至少应做到尽量不乘电梯而爬楼梯、少坐车、多走路"。

虽然心血管疾病大多发生在中年以后，但疾病的苗头却是从青少年时期就养成的不良的生活习惯中逐渐形成的，因此预防心血管疾病的发生，控制导致发病的危险因素要从青少年抓起。虽然现在中国与其他国家地区相比还是冠心病的低发区，但目前大陆地区青少年中肥胖、吸烟的不在少数，如果不加以控制，数年之后，很可能为不良的生活习惯付出代价。

近年来，青少年糖尿病、性早熟、肥胖以及青年高血压的发病率逐年上升，这些成长在衣食无忧年代的孩子们，缺乏劳动对身体的磨炼，从小就是高脂、高糖、高热量的饮食，加上繁重的功课和长辈过多关注下的焦虑和压力，他们的健康正遭受前所未有的考验。在这样的背景之下，从青少年开始的心血管疾病预防，应该从改变生活方式入手。

首先，合理饮食，注意多吃蔬菜和水果，尽量避免摄入低营养、高热量的快餐食品、垃圾食品，控制盐的摄入量。

其次，青少年应该多开展阳光下的户外活动，增加体力活动。学校和家长要给孩子提供更多的体育活动的机会，让孩子多参加以锻炼耐力为目的的有氧代谢运动，每天至少运动30分钟，并形成规律，养成习惯。

再次，控制吸烟，家长应该给孩子树立良好的榜样，不在孩子面前吸烟，给他们一个无烟的清洁环境，应该告诉孩子烟草的危害，让孩子从小就远离烟草。

十三、心脏病的认识误区

◎ 不吃肉就不会得心脏病

很多人为了预防心脏病而拒绝吃高脂肪的肉类食品，这种做法是不对的。人如果长期只食用蔬菜和水果等低脂肪食品，会导致代谢而转化产生的糖类过高，使人体不得不分泌更多的胰岛素来帮助消化糖类，从而会引起人体内一连串的变化，如可导致高密度脂蛋白等对人体有益的物质含量降低、甘油三酯等对人体有害的物质含量升高，这些变化会损害血管，其结果与患有高脂血症一样，都会引发心脏病。此外，长期食用低能量的植物蛋白和膳食纤维，会导致机体缺乏相应的优质蛋白，无法生产足够的免疫蛋白，从而降低机体的抵抗力。人们只有在饮食中遵循荤素菜搭配、粗细粮结合的原则才能更有效地预防心脏病。

◎ 老年人才需要预防心脏病

临床中大部分的心脏病是中老年人，所以有人说，儿童的心脏病都是先天的，只有中老年人才会得后天的心脏病。这并不完全正确，儿童的心脏病确实多是先天的，心脏病的许多表现如心绞痛、心肌梗死等大都发生在中老年人身上，但如果追根溯源的话，从一定程度上说许多心脏病患者在儿童或青少年时期就已经得了"心脏病"。研究证明，许多心脏病患者在儿童时期其动脉血管内壁上会出现一些紫色条纹，这些紫色条纹就是日后形成动脉粥样硬化斑块的基础。

我们可以见到，一些在儿童时期受过剧烈感情刺激如父母离异或家庭暴力的小孩，在成年后的性格上也多倾向于暴躁易怒或抑郁焦虑的类型，在这样的持续刺激下，到老年时患心脏病的概率比普通家庭成长的孩子要高许多。中医讲防微杜渐，要想获得一个健康的晚年，从小就要注意，努力形成良好的家庭环境，合理饮食，积极地参加体育锻炼，培养高尚的情操，养成乐观的性格，从童年时期预防心脑血管疾病。

◉ 胖人才会得心脏病

一般来说，胖人的血压、血糖和血脂都有异常，这对心脏病的发生是很大的威胁，所以减肥瘦身、保持适当的体重对预防心脑血管疾病有重要意义。但并不意味着身体偏瘦的人就绝不会得此类疾病，因为能够引发心脏病的因素很多，如情绪长期抑郁或紧张、不爱运动等，这些因素与人的体形关系不大，与人的遗传因素和生活习惯、饮食起居等有关。

我们还可以发现，很多患者长期的处于焦虑、愤怒的情绪中，当机体不能代偿的时候，甲亢、糖尿病的患病率就会升高，很多患者表现为消瘦、烦躁、易怒，而一测他们的血压、血糖、血脂代谢常常都是异常的。从中医解释，属肝郁化火日久，煎熬津液，炼液成痰，痰扰清窍，可以发为高血压；痰瘀互结，血脉不通，可以发为胸痹心痛（冠心病心绞痛）。这种"阴虚火旺"体质的人常常都是消瘦的。

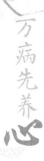

◉ 心脏病发病时一定有疼痛的先兆

调查发现，有近 1/3 的心脏病患者在发病时没有出现过胸部等部位的疼痛症状，而且这类病人的死亡率要高于发病时出现心前区疼痛的心脏病患者。女性、老年人和有过心衰病史的人最容易出现"无痛的"心脏病。因此，这些人要高度关注心脏病发作时的非疼痛表现，如呼吸急促、不规则心跳、神经过敏、恶心、呕吐、出冷汗、颈部紧箍感、晕厥或过度虚弱等，以便尽早得到诊治。

◉ "健康人"不必服用心脏保养品

现实生活中，好多人都死于心脏病突发，其中一部分人日常表现很健康，没有一点迹象。尤其是 35 ~ 40 岁的中青年人群，他们事业处于上升期，家庭稳定，日常喝酒应酬很多，烟酒不离身，又缺乏时间锻炼身体，生活已经变得规律而单调，人体自然也会出现一些倦怠的迹象。比如喝完酒第二天会头痛、倦怠、浑身无力，这正是肝脏衰老、血管硬化、代谢功能降低的表现，这个时候如果注重调节生活方式，并服用一些保护血管、调节代谢功能的辅食，如深海鱼油、富含卵磷脂的提取物、复合维生素等，可以延缓机体内脏衰老、血管硬化的进程，从而预防很多心脑血管急症的发生，起到阻断机体恶性循环的作用。尤其是男 50 岁、女 45 岁就要开始服用心脏保护药物了。

◉ 视鸡蛋而色变

为了防胆固醇、预防心脏病，有些人闻鸡蛋而色变，因为很多人的观念是，每个人一天大约需要 300 毫克的胆固醇，一个蛋就含有约 250 毫克的胆固醇，因此轻易不敢吃鸡蛋。其实鸡蛋是营养最均衡的天然食品，它含有的优质蛋白比例是其他食品无法比拟的，同时，蛋黄里面含的卵磷脂有健脑等保健功能，还有降脂的功效。成年人每星期可以吃三四个鸡蛋。尤其是小孩处于发育阶段，需要鸡蛋所含的丰富蛋白质。如果实在害怕血脂升高，可以搭配摄取大量蔬菜、水果，以确保饮食中含高纤维、高植物蛋白质，这样就可以达到均衡又低脂的饮食结构。

◉ 植物性食物一定无害

许多人认为肉类和蛋类含胆固醇高，对人体有害，只要是为了预防疾病，宁可少吃肉，多吃植物性食物，但是，植物性食物一定无害吗？答案是否定的。一些植物性食物例如炸薯条由于吸收了很多的反式脂肪酸，对人体不但无益，反而有害。目前国内外的许多研究已发现，反式脂肪会提高人们患上心血管疾病的风险，其对人体的危害甚至比一般的饱和脂肪来得高。此外，中国人的烹饪方式也是很重要的一个原因，中国家庭在烹饪的时候习惯多油，北方多盐，南方多糖的习惯，这会改变食物原料本身的营养成分，有些素食由于在烹调时加入大量的油，有时加热太久，维生素大部分被破坏，还产生了许多氧化物和毒素，吃了对健康不但无益，反而有害。

◉ 瘦人不得高血压、高血脂

在临床中经常有人问我，自己很瘦是不是就不得高血压和高血脂。实际是不对的。虽然胖人易得高血压、高血脂，但是瘦人也能得高血压、高血脂的。血压和血脂与许多因素有关，像长期的生气、劳累、紧张、饮食不合理等都可以造成血压、血脂发生异常。所以不论胖、瘦，一定要定期检查自己的血脂和血压。

十四、心绞痛贴膏有用吗

如今，贴敷疗法越来越被人们所接受。所谓贴敷疗法就是应用中药制剂，施于皮肤、穴位及病变局部等部位的治病方法，使其通过皮肤吸收而直达病所。心绞痛贴膏亦是如此，那么，心绞痛贴膏对患者真的有效吗？我们知道心绞痛的发生是由于冠状动脉粥样硬化使管腔狭窄或者阻塞，导致心肌暂时的缺血缺氧而引发的疼痛。所以，对于严重以及急性心绞痛患者来讲，单纯依靠心绞痛贴膏来缓解疼痛其作用是微乎其微的。而对于轻度心绞痛患者或自述偶遇心脏疼痛却未达到心绞痛诊断标准的人群来讲有一定的效果，尤其对于心绞痛的预防有着很好的辅助作用。中医讲治病要因人因时因地，每个人的个体差异很大，对药物的反应各有不同，所以贴膏可能仅对一部分病人有效，可以在适当的节气或者心绞痛发作之前进行贴敷来预防疾病的发生。需要注意的是对于不稳定心绞痛患者、心脏剧烈疼痛以及药物贴敷过敏的人群应慎用心绞痛贴膏。

十五、雾霾来临，小心自己的心脏

近几年，我国整体的空气质量严重恶化，有专家称，我国已经进入了雾霾高发期。很多人知道雾霾对呼吸系统的危害很大，因为我们吸入的空气直接入肺，殊不知雾霾也是引起心血管疾病的原因之一。

雾霾天特别容易诱发心血管疾病，特别是在冬天。首先，雾中含有大量的有害有毒物质，当这些物质通过呼吸道进入人体血液后，就会逐渐对血管内皮造成损伤，使血管内膜加厚，发生狭窄，形成动脉粥样硬化斑块，最终引起冠心病等心血管疾病。其次，雾霾天早晚温差大，当人体吸入冷空气后，体内的血管无法适应突如其来的低温刺激，我们经常说热胀冷缩，同样心脑血管也容易发生收缩痉挛。此时血管的压力增高，易引发高血压，还会引起心肌缺氧、诱发心肌梗死等。再次，雾霾天气压较低，人们容易产生压抑、沉闷的情绪，健康人群可能会出现胸闷气短等症状，而对于原有心血管疾病的人群，则会加重疾病的病情，也会引起血压上升、心跳加快等症状，对心脑血管进一步造成损害。

因此，防止雾害、预防疾病对我们来说至关重要。尤其那些有晨练习惯、外出活动的人群，一定要做好保护措施，要戴具有防雾霾作用的口罩，尽可能地减轻雾霾的危害。还要保持室内的卫生，经常换气，保证空气质量。同时也建议大家，调节好情绪，注意清淡饮食，为自己营造一个健康的环境来更好地预防心血管疾病。

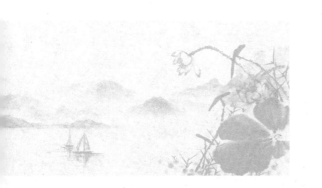

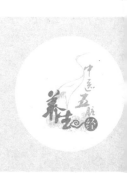

第八章

保护心脑，心脑同治

一、用心，用脑

——心脑同养

"用心"一般的解释是集中注意力、专心致志。中医的"用心"与现代的"用脑"有相似之处，中医的"心"主管人的思想、心情、感受等各方面。如何更好地使用心脏，一方面我们平时要注意不要伤害心脏和我们的健康，另一方面，调节心情也是十分重要的。"用心"体会就是要有健康的心脏和一个良好的心情！

"用脑"也是"用心"的一部分，中医的"心"主神明，主管思维。脑，是神经系统的重要组成部分，更是思维、记忆等高级活动的重要器官。故而，养生长寿与脑的关系至为密切。古人云："凡养生莫若知本，知本则疾无由至矣。"这个"本"就是在于脑。明代医家李时珍指出："脑"为元神之腑。中医的"神"是精神活动的总称。脑神，直接影响着机体的一切活动，是人体的最高司令部，统帅身体各系统和各器官的一切功能活动，控制着植物神经系统的平衡与和谐，使心身处于良好状态。

我们常常说，手越用越活，脑越用越灵。我们平时的各种脑力工作、学习活动是一种复杂的脑力劳动，会消耗神经细胞的大量能量。打时间消耗战又是在平时脑力工作和学习中常见的现象。无节制的工作和学习是极不科学的，从学习效果与所花费的时间上看也很不经济，而且对身心健康有很大损害。如果不会合理安排时间，不能科学用脑，必然会造成大脑机能损伤，引起机体的疲劳。那么你在学习中是否做到科学用脑了呢？不管怎样，你一定想提高你的大脑的工作效率，下面我就来告诉你怎样科学用脑。要做到科学用脑，必须注意以下几个问题。

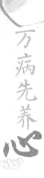

◉ 掌握自己的高效率时间

大脑的工作效率是有时间差异的。一般说来，睡眠以后，大脑皮层的活力增加，人如果在充足而高质量的睡眠以后，其学习效率会比较高。但是，每个人受学习、环境和时间的限制，受身体生理因素的限制，各自形成了独特的高效率时间，也称"最佳学习时间"。生理心理学家经过调查研究，将人按照生理活动周期性变化的特点和规律，大致分为如下几种类型：

① "猫头鹰"型。这型的人习惯在夜深人静以后读书。许多人认为这段时间干扰较少，有利于发挥自己的潜在能力，能有效地集中注意力。作家等脑力劳动者大多如此。著名文学家多习惯于夜间写作，白天处理各种事务。如果时间允许，各位可以试用这种方法。但是，千万不要因为夜晚过度劳累而影响白天的工作。

② "百灵鸟"型。这种类型的人早睡早起，利用早晨及上午这段黄金时间，从事复杂的脑力劳动。清晨空气新鲜、万物复苏，一派勃勃生机，也有利于锻炼身体。

③ "麻雀"型。这种类型的人学习的最佳时间分散，但每个人各有其特点。

总之，要善于掌握自己的最佳用脑时间，以提高工作和学习效率。当然每个人的"最佳用脑时间"并不是一成不变的，长期的定时工作、学习，也能使"生物钟"发生变化，从而出现与环境、与自己目前所处情境相符的高效率时间。

◉ 安排合理的作息制度

合理的作息，就是按照大脑生理活动的规律来预防、延缓和消除脑力疲劳，这是提高学习和工作效率的一种用脑诀窍。

◉ 在工作和学习过程中左右脑共用，不断变换工作和学习内容

人的大脑是分左右脑的，有着各自独立的功能。左脑有语言功能，负责逻辑性、分析性思维和行为；右脑有音乐功能，负责形象的思维和模拟的行为，右脑是创造力和直觉的源泉。随着我们所学的知识密度逐渐加大，理论性越来越强，逻辑思维活动占据了主要地位，结果是左脑得到充分开发利用，右脑却被闲置了。也就是说，现在存在着一种荒废右脑的现象，我们的大脑只用了一半。因此，我们的想象力和创造力也就受到了束缚。开发、锻炼右脑的方法很多，比如：在公共汽车上，用左手抓握扶手；平时用左手拿取物品（如提书包等）或经常活动左手；练习用左耳听音乐；用左脚或左手做球类运动；记下做梦的具体详细内容，讲给别人听；跑步时，要努力模仿优秀运动员的优美姿势，尽量使自己的跑步姿势优美等等。

开发自己的右脑，与左脑共同发展，会使我们的大脑更加聪明。我们学习也应尽量多种器官并用，眼看、手写、耳听、口念，加强了对大脑的刺激，动员大脑的各部位协同合作，接受和处理信息，最大限度地发挥整个大脑的功能。

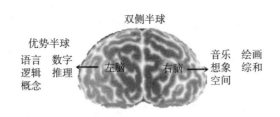

◉ 用脑要有动有静，体脑结合

古人讲"一张一弛，文武之道"，用脑也是这样。"张"和"弛"可使大脑不同功能的区域轮流工作和休息，这样可预防脑细胞疲劳，提高用脑效率。这里所说的"张"，就是在用脑时该保持注意力集中，注意力高度集中

173

就是做事情要专心致志，不要受其他因素的干扰。用脑之"弛"是说，要善于休息，用脑超过了一定限度，不仅效果不佳，反而适得其反。所以，如果我们在工作和学习中遇到难题，可以暂放一下，一味开夜车并不是好的方法。

◉ 要积极开展体育锻炼

要坚持经常到室外开展体育活动。大脑是人体耗氧量最大的器官，新鲜空气对于保护脑功能十分重要。因为新鲜空气中的氧可以使疲劳尽快恢复，可消除因长时间的室内学习引起的缺氧症状，如头晕，头痛，记忆力下降等。户外运动如跑步，散步，做操等都非常有益于脑功能的增强。

◉ 科学用脑的原则是：养、健、练、护

养脑，在于调整心理，要求大脑功能活动正常，需要建立起心理健康的"三、三、三制"就是三乐、三忘、三闲。"三乐"是：自得其乐、知足常乐、苦中作乐。"三忘"是忘记财富、忘记年龄、忘记恩怨。"三闲"即不管闲事、不说闲话、不生闲气。做到这三乐、三忘、三闲是养脑的良方。

健脑，需重视营养。脑的重量是人体重量的 2% 左右，而脑消耗的能量却占人体总能量的 20%！可见脑的营养需要有丰富的供给。健脑食品最重要的是结构脂肪，它是由多种脂肪组合成的一种复合物，大部分需要从食物中摄取。再就是能量脂肪，除食物供给以外，可由体内的蔗糖、淀粉和蛋白质合成。

练脑和护脑要注意动静结合，锻炼脑力，合理生活，起居有节，保护大脑，做到顺应生物钟的节律，确立有序的生活模式，使生理活动保持平衡和协调的良性循环，由此带来心理上的舒畅和满足，这就是科学用脑健脑的真谛。

此外，为大脑的工作创造有利的环境，也是提高大脑工作效率的一种方法。如空气流通、安静、光线适度、没有噪音和臭味、温度适宜

等。合理用脑可以长寿，按照大脑的活动规律，合理地运用脑力，这不仅是提高脑力劳动效率的手段，也是消除大脑疲劳、增进身体健康的重要措施。

二、3个能够健脑的饮食习惯

大脑也是身体脏器的一部分，是需要能量的。如果在饮食方面多加注意，您的大脑会变得更加聪明的。

1. 不吃或少吃快餐

有些食物对大脑记忆会产生负面影响，如高脂肪、低碳水化合物的食物，炸薯片、汉堡包、方便面等快餐食品。这类食品易产生过氧化脂质，使体内产生自由基，促进大脑功能衰退。过氧化脂质和自由基是加速人体衰老的基本物质，它会加速大脑功能老化和动脉硬化。医学研究证明，人进入30岁以后动脉硬化就开始了，只是初期症状还不明显。一旦出现脑动脉硬化，脑部的血液循环就会发生障碍，表现为健忘或痴呆。经常吃高脂肪、低碳水化合物的食物，会对大脑功能造成损伤，使记忆力衰减。因为，高脂肪食物会通过促进对胰岛素的抵抗而影响大脑的功能，胰岛素是一种控制血糖的激素。对胰岛素的抵抗就使身体失去了对胰岛素的敏感性，就会导致肥胖和糖尿病，还会使大脑功能和记忆力衰退。缺少碳水化合物的食物还会切断大脑的能源葡萄糖的供应，使得大脑神经信号传递受阻，最终导致大脑功能衰退。

2. 每天都要吃好早餐

当我们早晨睁开眼睛的时候，大脑处于能量缺失的状态，如果不吃早饭就去上班上学，体内的葡萄糖不足，大脑也就无法正常工作。曾经有人做过一个实验，将吃早饭和不吃早饭的人的记忆力进行比较，结果发现，吃早饭的人的记忆力明显优于不吃早饭的人。另有科学研究表明，如果早餐摄取人们一日所需能量的25%的话，那么他的运算能力和创造力明显增强，另外研究结果还表明，那些经常不吃早饭的孩子们的学习成绩一般都比较差。我们不能简单地将早餐理解成维持生命所需的一种手段，而应该认识到早餐是补充大脑发育所需的营养物质的一个必不可少的步骤。尤其是那些准备复习应考的考生们，一定要坚持吃早餐。随着生活节奏的加快，不吃早饭的人越来越多，但若想提高大脑的功能，早饭是非常必要的。可别小看那一口早饭，它可以使我们精神百倍地投入工作当中。我们人体的大脑可是一个"贪吃鬼"，只有让它吃饱了，它才会一心一意地给我们工作哟！

3. 吃饭时细嚼慢咽

研究发现，现代人每餐饭的咀嚼次数大约为620下，而在古代可能是3990次，是现代人的6倍之多。与几十年前相比，现在人们每餐饭的咀嚼次数也减少了一半左右。

咀嚼次数与人的大脑又有什么关系呢？有医学专家调查过12名年龄从18岁至40岁的人嚼完口香糖之后大脑的血流情况，调查结果表明，在嚼口香糖的过程中，大脑运动感觉中枢的血流量增加了25%～28%，味觉中枢增加了9%～17%，小脑增加8%～11%，但是咀嚼这个动作一停止，血流量立刻又恢复到原来的水平。还有人拿小白鼠做过实验，结果表明让小白鼠吃一些坚硬的食物，它脑部的血流量就会增加。其他一些实验结果也表明，通过咀嚼这个动作，可以增强大脑中的脑神经细胞的活力。

从增加大脑的活力这点来说，我们就应该改变饮食习惯，多吃一些硬的食物，增加咀嚼的次数。但是，实际生活中，咀嚼的次数有时候是无法控制的，那么就有意识地延长进餐的时间吧。进餐时，尽量细嚼慢咽，增加咀嚼的次数，特别是工作繁忙的时候，吃饭的速度难免会加快，这时候，需要提醒自己，做个深呼吸，尽量心平气和、悠闲地享受美食！咀嚼的次数越多，脑部的血流量增加得越多。而且咀嚼次数越多，食物被牙齿磨得越细碎，进入胃肠以后越易消化，还可以降低患食道癌的风险！

三、健脑食品总动员

◉ 深色绿叶菜

蛋白质食物的新陈代谢会产生一种名为类半胱氨酸的物质，这种物质本身对身体无害，但含量过高会引起认知障碍和心脏病。而且类半胱氨酸一旦氧化，会对动脉血管壁产生毒副作用。维生素 B_6 或 D_{12} 可以防止类半胱氨酸氧化，而深色绿叶菜中维生素含量最高。

◉ 鱼肉

鱼肉脂肪中含有对神经系统具备保护作用的欧米伽 −3 脂肪酸，有助于健脑。研究表明，每周至少吃一顿鱼特别是三文鱼、沙丁鱼和青鱼的人，与很少吃鱼的人相比较，老年痴呆症的发病率要低很多。吃鱼还有助于加强神经细胞的活动，从而提高学习和记忆能力。

◉ 葡萄汁或葡萄酒

常饮葡萄汁有益于延长寿命。适当饮用葡萄酒也有同样效果，但由于酒精会对神经产生麻痹作用，因而葡萄汁是更好的选择。葡萄汁中的抗氧化物质含量高过其他任何水果和蔬菜，并且可以提高神经系统的传输能力。除了益寿延年，葡萄汁还可以在短期内提高记忆力。

◉ 全麦制品和糙米

增强机体营养吸收能力的最佳途径是食用糙米。糙米中含有各种维生素，对于保持认知能力至关重要。其中维生素 B_6 对于降低类半胱氨酸水平最有作用。

◉ 干果

干果，特别是杏仁和核桃，不仅美味，而且同样含有丰富的抗氧化物质。杏仁和核桃由于含有欧米伽 –3 系列脂肪酸，具有更明显的功效。

◉ 橄榄油

脑动脉硬化的主要原因是长期食用高热量、高脂肪（饱和脂肪酸）食物以及缺乏必需的营养素。橄榄油中含多种不饱和脂肪酸，有预防动脉粥样硬化的作用。因此，提倡在食油中加入一部分橄榄油、红花油等植物油。

◉ 大蒜

大脑活动的能量来源主要依靠葡萄糖，要想使葡萄糖发挥应有的作用，就需要有足够量的维生素 B_1 的存在。大蒜本身并不含大量的维生素 B_1，但它能增强维生素 B_1 的作用，因为大蒜可以和维生素 B_1 产生一种叫"蒜胺"的物质，而蒜胺的作用要远比维生素 B_1 强得多。因此，适当吃些大蒜，可促进葡萄糖转变为大脑能量。

四、经络健脑有妙法

1. 按揉百会健脑法

百会穴位于头顶正中线与两耳尖连线的交点，处于人体的最高点。百会穴是督脉的主穴，督脉总督一身阳气，刺激百会穴可以提升人体阳气，健脑安神。按揉百会穴可用于缓解用脑疲劳，治疗头痛、头昏、耳鸣、健忘和烦闷等症。

操作方法：患者取坐位或卧位，医者以中指或拇指指端着力于百会穴，由表及里，由浅入深，垂直持续地由轻到重点按，同时轻按微颤，按揉10分钟。患者可感觉有温热感从头向后背及双下肢传导，并感气往上提。也可自行点按百会穴。

2. 指压劳宫健脑法

劳宫穴是手厥阴心包经的穴位。指压此穴位可以清心火、除烦躁、消除精神疲劳，提高工作和学习效率，是一种简单有效的健脑方法。可根据具体情况，任选下列一种方法随时对劳宫穴施加刺激。

拇指按摩法：用左（右）手拇指压迫或按摩右（左）手的劳宫穴，这种方法取穴准确，用力程度易于掌握。

指尖按摩法：用左（右）手中指或无名指的指尖对准右（左）手掌心，进行压迫和按摩，可刺激劳宫穴。

硬物按摩法：用手中把玩的适宜硬质物品，如随身携带的打火机及老年人喜用的核桃、健身球等碰触掌心，都能起到刺激劳宫穴的作用。

3. 推运印堂健脑法

推运印堂可消除疲劳、去除烦闷、调和气血、通经活络，适用于长期用脑引起的头昏头胀、记忆力减退、注意力不集中、神经衰弱和失眠等症。

操作方法：取正坐或仰卧位，以一手四指（拇指除外）指腹自两眉正中印堂穴循督脉而上，推运至神庭穴；再从鼻尖自下而上推运至两眉之间及前额正中。也可以一手拇指放于印堂穴，其余四指附于对侧目外，以拇指内侧直推至发际。反复10分钟左右。本操作主要是循督脉于头上。督脉有统摄全身阳气、维系一身元气两大作用，而头又为诸阳

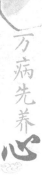

之会，手三阴经和足三阴经均起止于头部，所以推运印堂穴有调整全身的作用。

4. 四指归提健脑法

本法具有疏通定痛、聪耳明目、消除疲劳、健脑安神的作用，可缓解长期用脑引起的头晕目眩、失眠健忘、耳聋耳鸣、偏正头痛、神经痛等症。工作中间休息时，用本法操作数分钟，可以提神健脑，有助于脑力恢复，提高工作效率。

操作方法：取正坐位，先将双手拇指挑起，中指随之伸直，以虎口对准两侧耳垂，拇指指端对准耳后风池穴，中指指端置于太阳穴，然后四指同时用力，向内归而向上提，由表及里，持续用力。

特别提醒：操作中应取准穴位，施力由浅入深，由表及里，缓慢持续，忌用暴力。

5. 按摩颈后健脑法

颈后正中是督脉从腰部、背部循行于头部的必经之路，颈后两旁是足太阳膀胱经的循行路线，疏通此两经具有调节脑功能的作用。

操作方法：将双手十指交叉放在后脑处，用拇指的第一节均匀地上下轻揉风池穴、天柱穴。按摩时要抬起下巴，头后仰，这样效果更明显。每次按摩3分钟，稍休息一下再进行下一次按摩，重复做5～10次，会感到舒畅清爽。若同时用两手中指按摩百会穴，效果更佳。

6. 推拿耳郭健脑法

耳郭不仅是听觉器官的组成部分，而且是"宗脉之所聚"，与全身经络及五脏六腑关系密切。现代研究证明，耳郭与人体各部存在着内在联系。当人体患病时，耳郭上就出现相应部位的敏感点，刺激这些敏感点，有助于治疗疾病。推拿耳郭健脑法简单易行，尤适合中老年人，每日坚持推拿一次，可收到健脑益智的效果。

① 两手掌心捂紧两耳，指尖向后，两手食指压弹中指，鸣击脑后枕骨15 次，然后反复按抬手掌 15 次。重复操作 2 分钟。

② 两手食指分别轻轻插入两侧外耳孔（指甲要修平），如同拧螺丝一样重复转动 2 分钟。

③ 两手掌心分别沿两侧耳郭前后方向来回推擦，重复操作 1 分钟，以耳郭发热为宜。

④ 两手拇指指腹和食指内侧分别夹住两侧耳垂，进行有节奏的揉按。重复操作 2 分钟。

⑤ 双手拇指指腹和食指内侧缘同时夹住两侧耳轮（耳郭最外圈的卷曲部位），顺时针提拉旋转 15 圈（提拉的力量以不使耳郭感觉疼痛为宜），再逆时针提拉旋转 15 圈。

⑥ 先用食指指尖在耳郭前侧寻找痛点，找到本人觉得最敏感的穴点也可。再用食指尖按压痛点或敏感点 2 分钟，按压力量以按压处有轻度胀痛为宜。

五、痴呆症先辨清老年性还是血管性

伴随着现代社会压力的增大、人口老龄化的加剧，痴呆症已经成为常见老年性疾病之一，其有血管性痴呆、老年性痴呆、二者混合型之别。经常听到患者议论说，某省级医院的专家用中医方法治好了许多患者的老年性痴呆症，细细一听，他们议论的病人多为血管性痴呆。在现实生活中，老年性痴呆与血管性痴呆虽然名称极为相似，但从发病机理、症状与治疗效果上来说，是完全不同的两种疾病。

老年性痴呆与血管性痴呆有哪些不同呢？

◎ 发病时间的差异

血管性痴呆往往发病较急，患者家属一般都可以准确地说出其发病的时间；而老年性痴呆大多起病比较隐匿，无明显的时间界限，患者家属常常无法准确地说出其发病的具体时间。

◎ 既往病史的区别

血管性痴呆患者往往都有高血压、脑血管粥样硬化或脑梗的病史；而老年性痴呆患者有高血压、脑血管病病史的人极少。

◎ 病因不同

血管性痴呆是由于患者的脑动脉出现粥样硬化，引起脑部血液流动缓慢，导致脑组织缺血、缺氧甚至发生脑梗死而造成的；老年性痴呆的病因目前尚不十分清楚，临床上多认为该病是由于患者的脑神经细胞变性坏死所致。

◎ 发病年龄的区别

血管性痴呆患者的发病年龄相对较小，往往在 50 ~ 60 岁之间；老年性痴呆患者的发病年龄相对较大，多在 60 ~ 80 岁之间。

◎ 临床表现不同

血管性痴呆患者在发病的早期可出现情绪不稳定、爱发脾气、情绪低落和恐惧不安等症状，到了晚期则会出现情绪失控；老年性痴呆患者在发病后可出现情感淡漠、反应迟钝等症状，少数患者可出现不明原因的傻笑等。

六、治疗老年性痴呆要"脑心同治"

老年性痴呆属于脑病，但中医认为：心主神明，心是思想、记忆等思维活动的主宰。《灵枢》云："心藏脉，脉舍神。""血者，神气也。"全身的血液依赖心脏的搏动而输送到全身，发挥其濡养的作用。心主神志的生理功能与心主血脉的生理功能密切相关。血液是神志活动的物质基础，正因为心具有主血脉的功能，所以才具有主神志的功能。脑居颅内，为髓之海，汪昂在《本草备要》中有"人之记性皆在脑中"的记载，与西医学对脑功能的认识相吻合。

可见心脑共主神明，神明往来于心脑之路，脑为统帅，心气上入于脑，心脑神明贯通，主宰人体生命活动，产生意识思维并支配其相应行为。现代医学证实心为脑提供血液，传递携带各种信息的神经物质，而这些物质很有可能就是心脑联系的物质基础。这些都为"脑心同治"治疗老年性痴呆奠定了理论基础。

老年性痴呆症之所以难治，在于一般药物很难通过血脑屏障。面对这一难题，国际医学界把目光投向了神奇的中药。在采取干预措施时，用单一药物疗法难以取效，必须心脑同治，发挥中医药的综合防治优势。临床上治疗老年性痴呆常选用丹参、三七等活血化瘀、理气止痛的中药，同时配合冰片，因为冰片不但有明显的通脑醒神功能，更能提高血脑屏障的通过率。

总而言之，在老年性痴呆的防治中，心、脑生理关系密切，中医针对心、脑病理变化的治疗，可起到较好的临床效果。

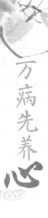

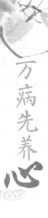

万病先养心

七、保心，保脑

——保护血管

我们知道一个人的衰老主要反映在自身的血管上，血管就像我们家的上下水管，水管用上十几年、二十几年就老化了，更何况我们 50 岁以上的血管了。心脑血管病就是我们的血管出现问题了。像脑血栓、脑出血、心肌梗死、下肢动脉硬化闭塞等疾病，就是我们的心脑血管出现了硬化等毛病所造成的。保心保脑，首先要保护血管。

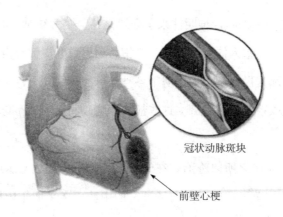

冠状动脉斑块

前壁心梗

随着大家医学常识的增加，越来越多的人明白很多疾病的发生都是建立在血管损伤的基础上，比如高血压、心肌梗死、慢性心力衰竭、中风等。尤其是心脑血管疾病。所以如何保护血管成为大家关注的焦点。中医讲未病先防，既病防变的理念，告诉我们保护血管就是保护心脑。

要保护血管，首先要知道血管是怎样损伤的。血管病变的基础主要是血脂的异常和内皮功能失调。关于血管病变的病因理论有炎症学说、血栓学说、内皮失调学说、脂质学说等等，无论哪一种都离不开脂代谢的异常，最常见的就是高脂血症。高脂血症是大量脂质蛋白游离在血浆中，增大血液黏稠度，降低了血液流速，致使低密度脂蛋白和乳糜微粒沉积在血管壁，且极易氧化腐败，沉积在动脉血管内皮上，并长期黏附在血管壁上，损害动脉血管内皮，使纤维蛋白和血小板易粘连而形成游离栓子。会引起血管狭窄，血管堵塞，血管脆性增加，弹性下降，最终导致各种血管疾病的发生。

血管在慢性病变积累过程中呈退行性病变，所以保护血管主要从以下几方面进行。

◎ 调整饮食习惯

良好的饮食结构和生活习惯是保证良好血管的重要前提，健康的血管离不开健康的血液。首先要限盐限脂，脂肪是血管硬化的罪魁祸首，应当严格限制摄入量；其次要增加新鲜蔬菜，优质蛋白鱼和肉的摄入。蛋白质是人体生命活动的物质基础，必不可少，但是摄入过多会在代谢过程中产生尿酸、尿素等物质对血管造成损害。改变生活习惯，多食对血管有保护作用的食物，比如山楂、燕麦、黑木耳、金橘、茄子、红薯、大蒜、洋葱这八大食物最能疏通血管，并保持血管壁的弹性。

◎ 调整血液酸碱度

人体血液有酸碱性之分，在正常生理活动时血液是呈略偏碱性的状态。由于体内产酸机制较多，所以多食碱性食物可保持人体血液呈弱碱性，中和血液中的乳酸、尿素等酸性物质，起到软化血管的作用，故碱性食物有"血管的清洁剂"之称。比如番茄、橘子、大米、水果、牛奶、栗子、杏仁、山芋、土豆等几乎都是碱性食物。

◎ 调节情志舒畅

瑞士专家最近证实，精神压力可引起血管内膜收缩，加速血管老化。研究表明，情绪刺激等社会心理因素，过度疲劳和过度安逸等不良生活方

第八章 保护心脑，心脑同治

式，在血管病变发病中具有重要作用。所以要建立起良好的生活方式和生活规律，保证充足的睡眠，注意劳逸结合，避免过度紧张和情绪激动。心情舒畅，血管通畅。

◎ 进行运动锻炼

由于现在的生活节奏和压力使越来越多的人缺乏运动，长时间坐在电脑前，或者长时间打麻将，情绪紧张等都是血管疾病的诱因。由于动静脉有不同的特点，动脉依靠心脏的压力和大血管的弹性将血液推送到全身组织细胞，而静脉特别是上下肢的静脉则是依靠肌肉的收缩将血液压送到心脏，所以运动可以减少血液在静脉中停留的时间，避免因血流慢而形成粥样斑块和栓子。"生命在于运动"，血管健康在于运动。

◎ 注重生活细节

不吸烟少饮酒；注意防寒，避免四肢受寒；多饮水降低血黏度，稀释血液，促进血液中代谢废物的排出。

八、跳绳运动，保护心脑的好方法

在各种健身运动中，国外一些健身运动专家近年来格外推崇一个既简单又实用的方法———跳绳运动。因为它具备众多优点：

◎ 各种季节都适宜

美国著名健身专家里奇·桑旦勒认为，跳绳花样繁多，可简可繁，随时可做，一学就会，特别适宜在气温较低的季节作为健身运动。

◎ 具有保健功能

英国健身专家玛姆强调说，跳绳能增强人体心血管、呼吸和神经系统的功能。他的研究证实，跳绳可以预防诸如糖尿病、关节炎、肥胖症、骨质疏松、高血压、肌肉萎缩、高血脂、失眠症、抑郁症、更年期综合征等多种病症，也有利于心理健康。

注意事项：根据年龄的不同，运动量要适量。

九、损伤"心""脑"，危害生命

保护心脏就是保护大脑。损害大脑的行为或因素都有损害心脏的作用，下面我们就来认识一下损害大脑的十大不良因素。

① 精神紧张。"脑子越用越机灵"是建立在科学用脑的基础上的，倘若过分紧张焦虑，或是不切合实际地殚精竭虑，则对大脑和身体有不利影响。

② 带病强用脑。在身体欠佳或患病时，勉强坚持学习或工作，不仅效率降低，而且容易对大脑造成损害。

③ 饥饿时用脑。来不及吃早餐或免用早餐使人一上午处于饥饿中，血糖低于正常供给水平，导致大脑营养供应不足。

④ 睡眠质量差。成年人一般每天需要七小时以上的睡眠时间，并要保证睡眠的较高质量。如果睡眠的时间不足或质量不高，那对大脑是一个不良刺激，会使大脑的疲劳得不到缓解，易发生衰老。

⑤ 蒙住头睡觉。用被子蒙住头睡觉，被窝中二氧化碳浓度升高，氧的浓度不断下降，长时间吸入污浊的空气，对大脑的健康必定有害。

⑥ 长期饱食。易导致脑动脉硬化、脑早衰和智力减退等。长期饱食对心脏也不利。

⑦ 甜食过量。过量摄入甜食，会减少对高蛋白和多种维生素的摄入，导致肌体营养不良，从而影响大脑发育。

⑧ 少言寡语。经常说富有逻辑的话，会促进大脑的发育和锻炼大脑的功能。多说话多动手对大脑是很有益处的。

第八章　保护心脑，心脑同治

187

⑨ 空气污染。大脑是全身耗氧量最大的器官，充足的氧气供应才能提高大脑的工作效率。长期在空气污染的环境中生活对心脑是不好的。尤其注意不要二氧化碳中毒，会损伤大脑的。

⑩ 脑力劳动的能量消耗补充不足。人的大脑约为体重的五十分之一，但却需要人体血液供应总量的五分之一，约等于全身用氧量的四分之一。如果把大脑血管连接起来，长度可达 240 公里。所以从事脑力劳动的人，生理上的能量消耗并不亚于体力劳动者，如果营养补充不足，血液循环与新陈代谢就会减慢，脑内二氧化碳比例就会增加，如此长久地处于血液营养供应不足的情况下，大脑及整个神经系统的功能就会减退。因此，应增加饮食营养，补上脑力劳动消耗了的能量，这对提高脑力劳动效率是很有好处的，在工作间隙做广播体操，打太极拳，做几次深呼吸，都可以调剂大脑的机能，改善大脑的供氧状态，促进大脑细胞的物质代谢。